South San Francisco Public Library
3 9048 10512058 2
Y0-CAX-514

PARIR
sin estrés

Si este libro le ha interesado y desea que lo mantengamos
informado de nuestras publicaciones, puede escribirnos a
comunicacion@editorialsirio.com,
o bien registrarse en nuestra página web:
www.editorialsirio.com

Título original: Accoucher sans stress avec la méthode Bonapace
Traducido del francés por María Carmen García Bernabéu
Diseño de portada: Editorial Sirio, S.A.

EDITORIAL SIRIO, S.A.
C/ Rosa de los Vientos, 64
Pol. Ind. El Viso
29006-Málaga
España

NIRVANA LIBROS S.A. DE C.V.
Camino a Minas, 501
Bodega nº 8,
Col. Lomas de Becerra
Del.: Alvaro Obregón
México D.F., 01280

ED. SIRIO ARGENTINA
C/ Paracas 59
1275- Capital Federal
Buenos Aires
(Argentina)

www.editorialsirio.com
sirio@editorialsirio.com

I.S.B.N.: 978-84-16233-15-1
Depósito Legal: MA-105-2015

Impreso en Imagraf Impresores, S. A.
c/ Nabucco, 14 D - Pol. Alameda
29006 - Málaga

Impreso en España

JULIE BONAPACE

PARIR
sin estrés

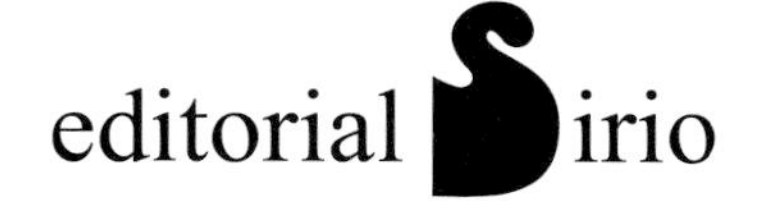

Para mi hija Malika, para mi madre, Marie, y para mi esposo, Lawrence, quienes me apoyan y me quieren de manera incondicional.

PREFACIO

Julie Bonapace ha desarrollado un método innovador de preparación para el parto y de gestión del dolor. Desde 1989, enseña este método, reconocido ahora en todo el mundo. De acuerdo con las recomendaciones de la Organización Mundial de la Salud (OMS) y de los ministerios de salud de muchos países, presenta el embarazo y el parto como una experiencia humana significativa de la que se tiene que preservar el carácter natural, aunque beneficiándonos de los avances científicos.

Julie ha elaborado este método para facilitar el parto a la madre y hacerle más satisfactorio el alumbramiento, pero también para promover la participación del padre en esta etapa de la vida, con el fin de que se encariñe desde el principio con su hijo, se sienta implicado en su desarrollo y esté presente. De hecho, el periodo perinatal sigue siendo una etapa crucial para crear y desarrollar el vínculo del niño con la madre y el padre.

Es un gran orgullo que, desde mayo de 2000 en el hospital Saint-Luc, el centro hospitalario de la Universidad de Montreal enseñe el *método Bonapace*. Cada año, ciento cincuenta parejas se benefician de una enseñanza y de un acompañamiento estructurados, bajo la batuta de nuestra enfermera, Johanne Steben, que ha sido formada en este excelente método de preparación al parto.

Los clínicos de nuestro centro, enfermeras y médicos, reconocen que las mujeres que dan a luz con el *método Bonapace* conocen y sienten mejor la evolución del parto, están más relajadas y controlan el dolor de manera más eficaz.

Además, nos hemos dado cuenta de que los cónyuges que se implican en el proceso participan más en el nacimiento de su hijo. No parecen desamparados y a menudo se sienten útiles y orgullosos de su contribución a este feliz acontecimiento, sobre todo porque su ayuda es primordial en la gestión del dolor de su pareja.

También se ha demostrado que el acompañamiento eficaz durante el parto permite disminuir las intervenciones obstétricas, como las peridurales (o epidurales), los partos asistidos y las cesáreas. Pronto estudiaremos el impacto del *método Bonapace* en estas intervenciones.

Todos los profesionales de nuestro centro recomiendan calurosamente a las parejas el aprendizaje del *método Bonapace* para la gestión de esta maravillosa pero angustiosa aventura que es el nacimiento de su hijo.

Marie-Josée Bédard
Jefe del Departamento
de Obstetricia y Ginecología
del centro hospitalario de la
Universidad de Montreal

PRÓLOGO

¡Con una gran satisfacción y un inmenso placer te presento el fruto de un embarazo que habrá durado casi dos años!: la nueva edición completamente revisada de la obra *Parir sin estrés*. Basada en nuevas pruebas científicas así como en la sabiduría de las mujeres, sus parejas, investigadores, comadronas, médicos y acompañantes al nacimiento. Esta nueva versión te propone novedosas herramientas para ayudarte a dar a luz de manera fácil, con seguridad y de forma satisfactoria.

El procedimiento que te presento es esencialmente práctico y se basa en mi propia investigación de una «¡zona zen!» en las situaciones intensas de la vida. Es con la práctica como los conocimientos se convierten en habilidades. En consecuencia, las páginas siguientes te enseñarán a prepararte físicamente para el parto a través de la práctica de posturas de yoga (*asanas*), respiraciones, movimientos y masajes.

En cuanto a la preparación psicológica, se basa primero y ante todo en la comprensión del parto fisiológico, es decir, del parto que respeta las funciones propias del cuerpo. En las páginas siguientes encontrarás toda la información que te permitirá comprender los diferentes mecanismos en juego durante las labores del parto y el alumbramiento. Así, podrás adquirir la convicción de que el cuerpo de la mujer tiene todo lo necesario para dar a luz de una manera fácil, satisfactoria y con seguridad.

Te mostraré ejercicios prácticos que te permitirán desarrollar una actitud positiva, especialmente a través de las imágenes mentales que propondré igualmente. Ver películas te ayudará a anclar estas nociones en tu imaginación. Por último, la práctica de la técnica de la liberación emocional ayudará en los momentos intensos y difíciles del embarazo y del parto.

El enfoque que te propongo se basa en la ciencia y a veces cuestiona algunas prácticas frecuentes durante el parto. Como en los centros hospitalarios los antiguos hábitos a veces son difíciles de cambiar, tendrás que mostrar determinación y prepararte adecuadamente para hacer respetar tu elección. Rodéate de varias personas que apoyen tu proyecto de parto. Elige cuidadosamente a los profesionales que estarán presentes durante todo el embarazo y el alumbramiento, así como el lugar en el que quieres dar a luz. Prepara tus deseos al respecto y coméntalos con la persona que se vaya a encargar de ti.

La preparación que te propongo incluye a tu pareja, a la que se confía un papel activo de primer plano. Os ofrece la ocasión de vivir juntos el nacimiento del nuevo miembro de la familia y favorecerá en ambos el desarrollo de las habilidades y de las competencias requeridas para afrontar situaciones intensas.

El hecho de tener un papel importante durante el embarazo y el parto confirma la trascendencia del padre en el seno de la familia. Los estudios demuestran que los padres que se preparan para el nacimiento de su hijo y saben cómo apoyar a la mujer en el parto participan más en los cuidados del bebé en el periodo posnatal que aquellos que no se han preparado.[1] Su autoestima se refuerza y las relaciones padre-madre y padre-hijo son más fuertes. Cuanto mejor es la relación de la pareja, mejor es el vínculo padre-hijo.[2] La satisfacción de los miembros de la pareja es más grande y el paso hacia el papel de padres se produce más fácilmente.[3]

Mi trabajo como mediadora familiar en numerosos divorcios me ha convencido de la importancia de incluir a la pareja en la preparación. Sin embargo, si tu pareja no desea participar en el nacimiento, no dudes en recurrir a la persona que se encargará de ti, que te apoyará de manera continua durante todo el parto y durante el alumbramiento.

De todo corazón, te deseo un recorrido lleno de descubrimientos hacia un parto seguro, fácil y satisfactorio.

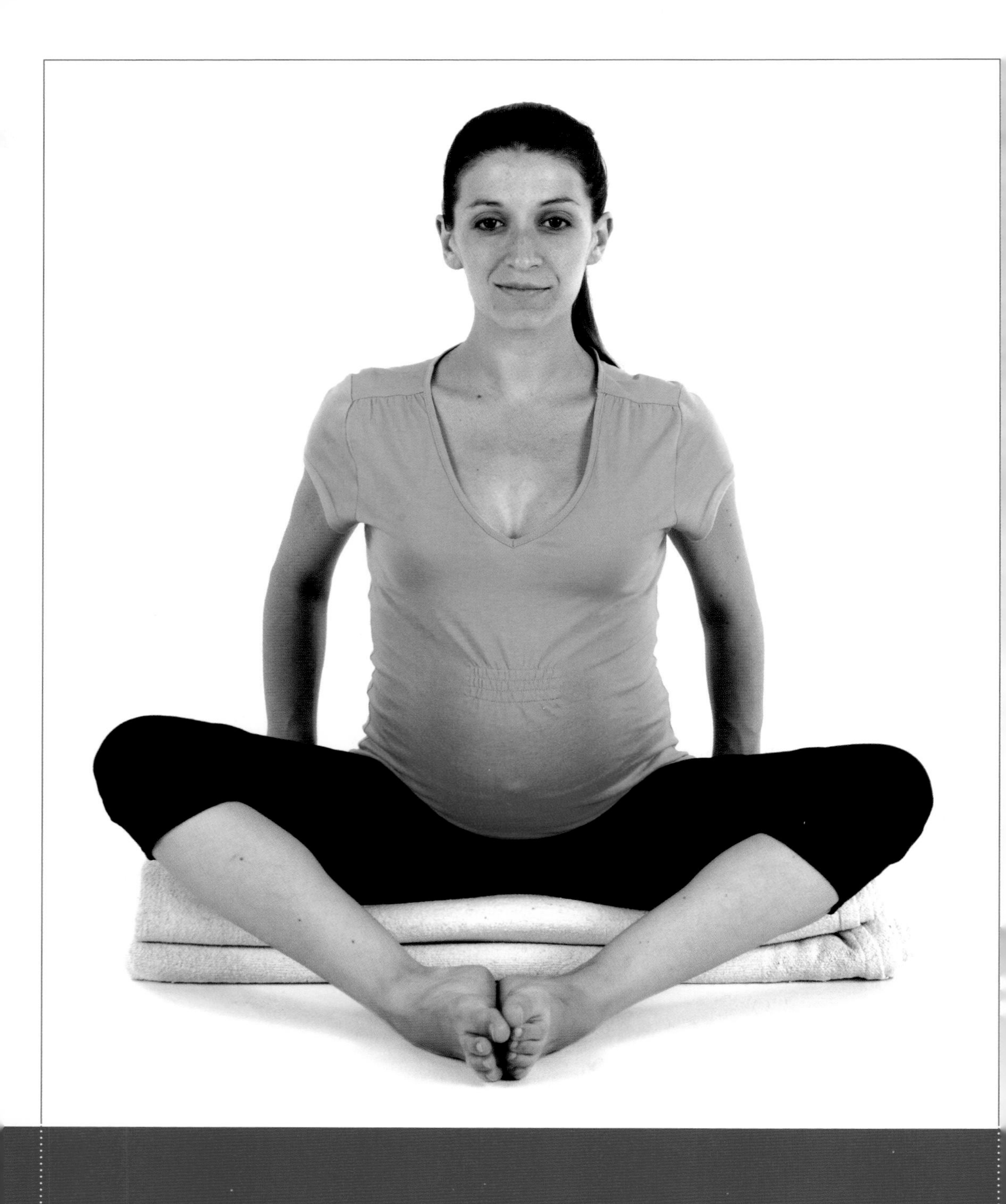

Capítulo 1

La preparación

LA PREPARACIÓN

Un famoso proverbio nos recuerda que más vale prevenir que curar, y esto es específicamente lo que el método Bonapace te propone en el periodo prenatal.

Una buena forma física ayuda a crear las condiciones propicias para un parto fácil. Como la mujer da a luz con su cuerpo, es importante que este cuerpo esté fuerte, flexible y adaptado. Para guiarte a alcanzar este objetivo, el método te propone practicar una sesión de yoga en la cual ejecutarás posturas de yoga (*asanas*)[4] que apuntan a las zonas del cuerpo más involucradas en el embarazo: el pecho, la parte inferior de la espalda, los abdominales, las piernas, los abductores, el suelo pélvico y el músculo piriforme. Además de ayudar a relajarte, practicada de forma asidua, esta sesión de yoga permitirá a tu bebé posicionarse de forma óptima en tu vientre, es decir, con la cabeza hacia abajo y la espalda hacia el frente.

No es necesario conocer el yoga para apreciar los beneficios de la sesión que te presento en este capítulo. Los movimientos son sencillos y están bien ilustrados para facilitar tu práctica diaria, sin importar el grado de tu embarazo. Aprovéchate de este periodo para entrar en contacto con tu bebé: será tu momento privilegiado para crear un vínculo con él. Observa sus movimientos y permanece a la escucha de tus sensaciones mientras ejecutas las posturas.

Para aliviar algunos problemas asociados al embarazo, como el dolor de espalda, el estreñimiento, los calambres en las pantorrillas, etc., te propongo masajes y posturas adaptadas que te ayudarán a minimizar las intervenciones médicas. Así, la práctica del masaje del perineo reduce las lesiones en esta zona, mientras que la práctica de algunas posturas de yoga refuerza y flexibiliza el cuerpo para permitirte dar a luz en varias posiciones.

Resumen del capítulo 1

OBJETIVOS	MEDIOS
Favorecer el bienestar de la madre y del bebé durante el embarazo	• Práctica de posturas apropiadas (sentada, de pie, acostada) • Práctica cotidiana de yoga para reducir el estrés y para relajarse • Comunicación mental y afectiva con el bebé
Favorecer un parto fisiológico y sin estrés	• Práctica de yoga para reforzar y relajar el cuerpo • Práctica de yoga y de posturas para favorecer el posicionamiento óptimo del bebé en el útero
Tomar conciencia del cuerpo	• Práctica de yoga
Aliviar los dolores de espalda y las tensiones del cuerpo	• Práctica de una postura cotidiana apropiada • Práctica de yoga • Masaje piriforme
Prevenir las lesiones del perineo	• Práctica de yoga • Masajes del perineo

Durante las semanas de preparación, el papel de la mujer consiste en disponerse físicamente para el nacimiento entregándose cotidianamente a la sesión de yoga, adoptando posturas apropiadas (de pie, sentada y acostada) y masajeando o haciendo masajear algunas partes de su cuerpo.

En cuanto al papel del acompañante, consiste en apoyar a la mujer en su práctica asidua del masaje piriforme y del músculo perineo así como prepararse para trabajar en equipo con ella durante el embarazo y el parto.

LA PRÁCTICA DEL YOGA DURANTE EL EMBARAZO

El embarazo cambia el cuerpo de la mujer. El aumento de peso y la secreción de una hormona llamada relaxina tienen efectos en los músculos y los tejidos. La elasticidad del cuerpo aumenta y su capacidad de reacción al estrés cambia. Todos estos fenómenos justifican la importancia de cultivar buenos hábitos a fin de prepararse para el parto.

El yoga es una ciencia y un arte que se remonta a varios miles de años. La práctica de esta disciplina accesible a todos permite beneficiarse del momento presente. La atención se dirige hacia las sensaciones al tiempo que la respiración acompaña al movimiento. El yoga calma la mente y el espíritu y los armoniza con el cuerpo, por lo que proporciona un mejor equilibrio físico, mental y espiritual.

Existen muchos tipos de yoga. En el que se inspira este libro es el hatha-yoga tal como lo enseña B. K. S. Iyengar,[5] quien empezó a enseñar yoga en 1936 a la edad de dieciocho años. Tuvo el ingenio de adaptar la práctica de las posturas para que los «jóvenes, ancianos, débiles y enfermos» también pudiesen beneficiarse. Gracias a la utilización de materiales auxiliares (bloques, correas, mantas, paredes, sillas, etc.), se respetan los límites de cada uno. El yoga Iyengar se centra en la alineación del cuerpo, la simetría y la búsqueda de la precisión en la postura. Además de desarrollar la flexibilidad, la fuerza y la resistencia, la práctica de las *asanas* te permitirá mejorar tu capacidad de concentración y de relajación, es decir, tu capacidad de entrar en una «zona zen», lo que te será muy útil en el momento del parto.

Efectos benéficos del yoga

Recientes estudios científicos (estudios aleatorios controlados) demuestran los beneficios del yoga en la preparación prenatal. Un primer estudio reveló que seis horas de formación en yoga así como la práctica de las posturas (*asanas*) y de las respiraciones (*pranayama*) durante tres sesiones por semana, a partir de la vigesimosexta semana de embarazo, mejoran el bienestar de la madre durante el parto, el alumbramiento y las dos primeras horas de posparto (después del nacimiento). Reducen la percepción del dolor y la duración total del parto y del alumbramiento.[6]

Un segundo estudio comparó mujeres que practicaron yoga durante una hora al día, a partir de la vigésima semana de embarazo, con mujeres que caminaron durante treinta minutos, dos veces al día, a partir del mismo grado de gestación. Las del grupo de yoga habían seguido cuatro o cinco sesiones de formación con un profesor cualificado. Los resultados demostraron una reducción del número de partos prematuros, de bebés de bajo peso (2.500 g) y del nivel de retraso de crecimiento intrauterino, con y sin hipertensión inducida por el embarazo, en el grupo de yoga. No se informó de ningún efecto secundario.[7]

Reconoceréis que son resultados excelentes para un enfoque no invasivo, ¡basado en un par de horas de práctica por semana! La ventaja de esta práctica es la de permitirte vivir en tu cuerpo y aprender a trabajar con tu recursos, ya que, en última instancia, darás a luz con tu cuerpo y no con tu mente. El yogui K. Pattabhi Jois resume bien este concepto cuando dice que el yoga es un 99% de práctica y un 1% de teoría.[8]

Algunas zonas del cuerpo de la mujer embarazada trabajan más que otras durante el embarazo y el parto. La sesión de yoga que te propongo al final del capítulo prepara el cuerpo para el nacimiento teniendo en cuenta estas zonas en particular.

Las posturas descritas tienen varias finalidades:

- Relajar los músculos paravertebrales, en particular los de la parte inferior de la espalda que aseguran el mantenimiento de la postura en posición de pie (estos músculos luchan contra el desplazamiento hacia delante de la pelvis ocasionado por el peso del bebé).

- Tonificar y relajar los músculos del interior de los muslos (abductores) y los del suelo pélvico (perineo). Estos músculos tienen que estar fuertes para asegurar un buen apoyo y la estabilidad del hueso de la pelvis; también tienen que ser flexibles para permitir la apertura extraordinaria de la pelvis y el paso del bebé durante el parto.
- Tomar conciencia del perineo profundo para ser capaz de relajarlo mejor durante el parto.
- Tonificar los muslos abdominales profundos que ayudarán a mantener la postura apropiada.
- Flexibilizar el músculo piriforme, que se inserta en el sacro y está a menudo contraído, lo que da como resultado, en muchos casos, dolores que irradian en las nalgas, las caderas y los muslos.

Algunas nociones básicas en relación con la práctica del yoga

Estos son algunos conceptos básicos que se deben respetar para asegurar tu bienestar y el de tu hijo cuando practiques yoga:

- El yoga se practica suavemente y sin forzar el cuerpo. Presta atención a tus sensaciones, progresa de manera gradual. La clave está en la práctica asidua.
- La respiración es armoniosa, silenciosa y sin esfuerzo. Siempre está libre, no bloqueada. Deja respirar a todo el cuerpo.
- Si tu respiración es corta, tensa o forzada, ello indica que tus apoyos en la postura no son los apropiados. Vuelve a iniciar la postura, estirando la espalda y liberando los hombros.
- Entre las posturas, descansa cuando lo necesites acostándote de lado.
- Detén cualquier movimiento que provoque dolor o alguna molestia.
- Después de la práctica de cada postura estirada, rueda hacia el lado y siéntate antes de levantarte.
- Si necesitas ayuda recurre a un profesor cualificado.

LAS POSTURAS DE PIE

A medida que el bebé se desarrolla, la mujer tiende a inclinar la parte superior de su cuerpo hacia atrás. Arquea la espalda para mantener el equilibrio, lo que aumenta la presión en el interior del abdomen contra los músculos grandes rectos y los del perineo.

Para mantener una postura de pie apropiada, estira siempre la espalda, abre el pecho y libera la parte inferior de la espalda.

POSTURA DE PIE BÁSICA - *Tadasana*

Esta es una de las posturas básicas del yoga: su nombre significa «estable y derecho como una montaña». La presión bajo los pies se reparte de manera igual entre tres puntos: debajo del dedo gordo, debajo del dedo pequeño y el centro del talón (*ilustración 1.1*). Bascula de delante hacia atrás para encontrar el punto de equilibrio en el centro de la planta de los pies. En el tercer trimestre, es necesario girar los dedos gordos hacia el interior para crear un espacio en la parte inferior de la espalda.

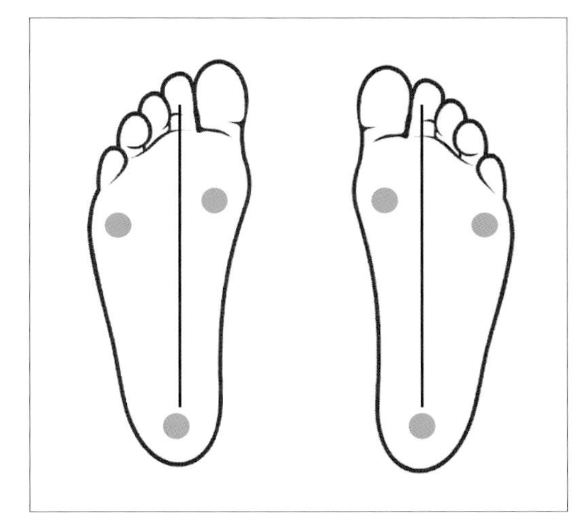

Ilus. 1.1

ETAPAS

1. Mantente de pie, con los pies separados a la anchura de las caderas (*figura 1.1*).
2. Los pies están planos en el suelo, el peso se reparte entre los tres apoyos del pie.
3. Alarga los dedos de los pies sin tensarlos.
4. Coloca los tobillos paralelos (cara a cara).
5. Tensa y levanta la rótula de las rodillas, endureciendo los cuádriceps (los músculos de los muslos).
6. Gira los muslos del exterior hacia el interior para liberar el sacro (el hueso de la parte inferior de la espalda).
7. Dirige el sacro (el hueso de la parte inferior de la espalda) hacia el suelo.
8. Sube el vientre hacia arriba. Mete las costillas inferiores y levanta el pecho.
9. Alarga la columna vertebral y levanta el esternón (el hueso central del pecho).
10. Libera los hombros y el pecho, abriendo los brazos hacia los lados, con las palmas hacia el cielo.

11. Baja los hombros, mete los omoplatos y gira las palmas para que miren hacia el cuerpo (*figura 1.2*).
12. La cabeza y el cuello están rectos. La mirada es tranquila y se dirige a lo lejos (*figura 1.3*).

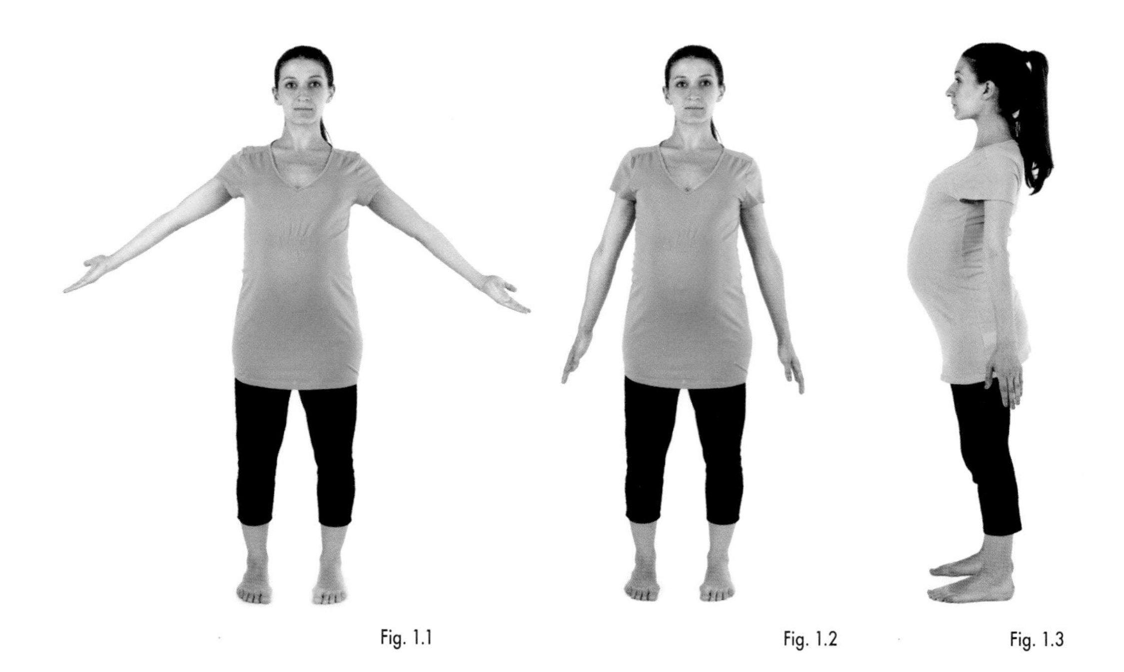

Fig. 1.1 Fig. 1.2 Fig. 1.3

Efectos benéficos

- Previene los dolores de espalda relacionados con el arco de la parte inferior de la columna.
- Favorece el alineamiento de la pelvis para que el bebé se posicione de manera óptima.
- Alivia los calambres en las piernas durante la noche.

Al final del embarazo, puedes sentir una pesadez incómoda en el fondo de la vagina o detrás del hueso púbico. Si esta sensación desagradable persiste, para aliviarla, cierra la pelvis cruzando las piernas y apretando los glúteos, lo que crea contracciones musculares involuntarias y tensiones en el perineo profundo. Para corregir esta pesadez y mantener una postura de pie correcta, entrénate en mantenerte de pie erguida.

POSTURA DE PIE, PIE APOYADO

Cuando tengas que mantener una postura de pie durante mucho tiempo, utiliza zapatos planos, que aguanten bien el pie, y apóyalo sobre un taburete (*figura 1.4*). Evita el balanceo manteniendo el pie en el suelo alineado con la rodilla y la cadera.

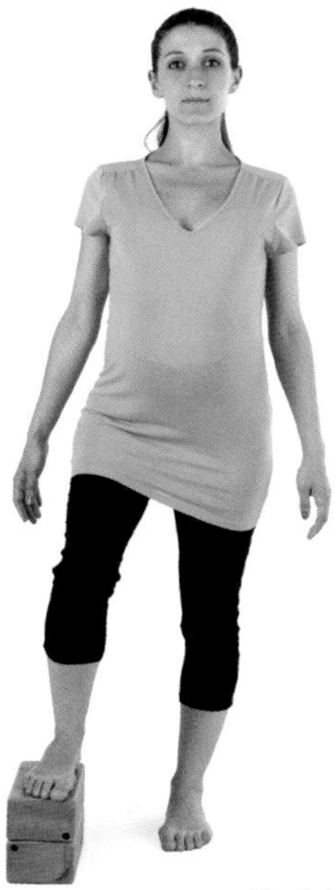

Fig. 1.4

POSTURA DE PIE, PIERNA EN EL LADO - *Marychyasana 1*

ETAPAS

1. Coloca una primera silla a tu lado y una segunda delante de ti.
2. Adopta la postura de pie (*figura 1.2*) con la silla que toca el lado de la pierna.

    - Mantente de pie, con los pies separados a la anchura de las caderas y el lado de la pierna apoyado contra la silla.
    - Equilibra el peso de acuerdo con la ilustración 1.1, los pies planos en el suelo.
    - Alarga los dedos de los pies sin tensarlos.
    - Aprieta y levanta la rótula endureciendo los cuádriceps (los músculos de los muslos).
    - Gira los muslos desde fuera hacia dentro para liberar el sacro.
    - Dirige el sacro hacia el suelo.
    - Sube el vientre hacia arriba. Mete las costillas inferiores y levanta los lados del pecho.
    - Alarga la columna vertebral y levanta el esternón (el hueso central del pecho).
    - Libera los hombros y el pecho abriendo los brazos a cada lado del cuerpo, con las palmas hacia el cielo. Baja los hombros, mete los omoplatos y gira las palmas para que miren hacia el cuerpo.
    - La cabeza y el cuello están rectos. La mirada es tranquila y a lo lejos.

3. Levanta la pierna que está cerca de la silla y pon el pie formando un ángulo de 45° en el centro de la silla.

4. El pie de la pierna alargada está en paralelo a la pared. El tobillo, la rodilla y la cadera están alineados. Cuidado con el balanceo.
5. Baja la cadera de la pierna doblada de manera que las dos caderas estén a la misma altura.
6. Respira varios segundos en la postura.
7. Pon las manos en el hueco de la ingle y flexiona mientras estiras la espalda y levantas el pecho.
8. Apoya las manos en la silla que está delante de ti, estira la cabeza, el cuello y la espalda. Mete las costillas inferiores y levanta el pecho (*figura 1.5*).
9. Respira en la posición durante unos segundos.
10. Para salir de la postura, pon la mano en la rodilla doblada. Apoyándote sobre la rodilla, empuja para enderezar la espalda sin redondearla.
11. Con la mano opuesta a la pierna, levanta la pierna y ponla en el suelo.
12. Vuelve a la postura de pie (*tadasana*).

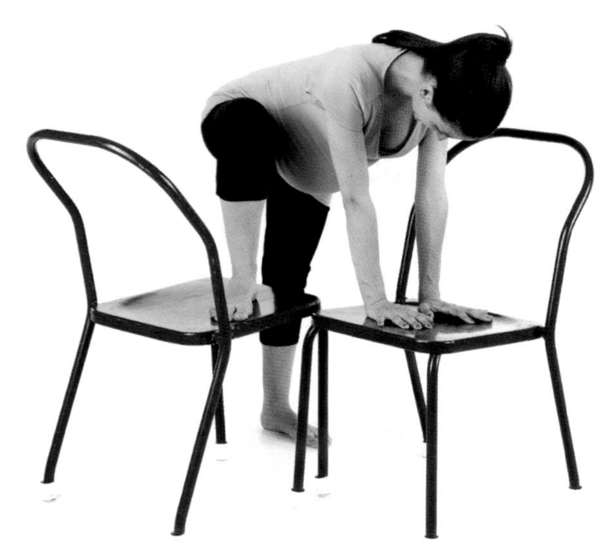

Fig. 1.5

¡ATENCIÓN!

- El pecho se levanta y la espalda se estira.
- La rótula de la pierna estirada está subida y los músculos de los muslos firmes.
- Las caderas están horizontales.

Efectos benéficos

- Alivia el dolor de la espalda, los hombros, el cuello y la articulación sacroilíaca.
- Aumenta la flexibilidad de la pelvis.
- Tonifica los músculos abdominales.

Contraindicaciones y ayudas

Cuanto más avance tu embarazo, más debes ampliar la distancia entre las piernas.

LAS POSTURAS SENTADAS

Para prevenir los dolores de espalda y facilitar la digestión y la respiración en posición sentada, estira siempre la espalda y abre el pecho.

POSTURA SENTADA EN UNA SILLA

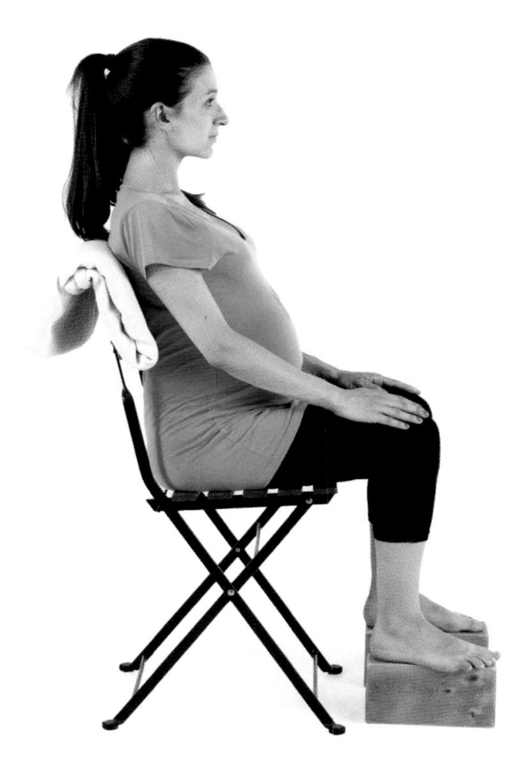

Fig. 1.6

ETAPAS

1. Pon los pies en el suelo, separados a la anchura de las caderas. Las rodillas están a la misma altura que las caderas. Si el asiento está demasiado alto, pon los pies sobre mantas, libros o bloques (*figura 1.6*).
2. Los huesos de las piernas están paralelos.
3. No redondees la espalda. Más bien trata de estirarla metiendo las costillas inferiores, levantando el esternón y echando los hombros hacia atrás al tiempo que los bajas. Coloca una manta detrás de tu espalda para apoyar los omoplatos.
4. Siéntate en el centro de los isquiones (huesos puntiagudos bajo las nalgas).
5. Lavántate de la silla inclinando la parte superior del cuerpo hacia delante con la espalda recta.[9]
6. Espira mientras empujas las piernas o los brazos de la silla.

POSTURA SENTADA EN UNA SILLA APOYADA EN LA PARED

Esta postura se puede practicar en cualquier momento durante el día a lo largo del embarazo. Sirve para relajar las tensiones de la parte superior del cuerpo. En un trabajo activo, la silla se puede reemplazar por un balón.

ETAPAS

1. Coloca una silla de cara a la pared.
2. Siéntate en el borde de la silla. Las piernas están lo suficientemente separadas para permitir que pase el vientre. Los dedos de los pies están en contacto con la pared y las rodillas por encima de los pies.
3. Al espirar, desliza las manos a lo largo de la pared. La distancia entre los brazos es ligeramente superior a la anchura de los hombros (*figura 1.7*).
4. La espalda está estirada y las costillas inferiores hacia dentro.

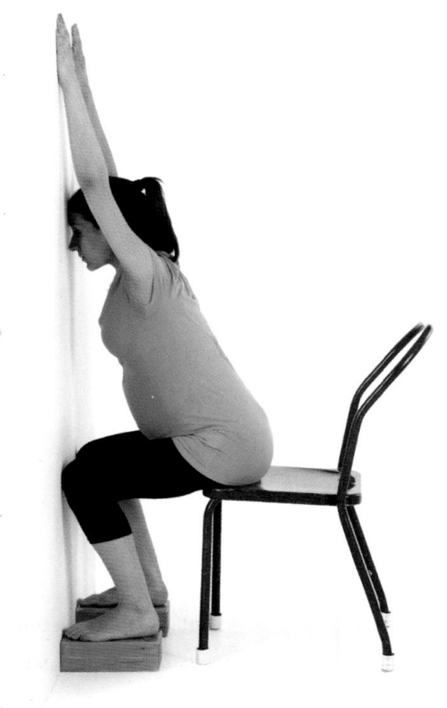

Fig. 1.7

> ¡ATENCIÓN!
> - La parte baja de la espalda no está hueca.
> - El sacro está estirado hacia el suelo.

POSTURA DE LA SILLA APOYADA EN LA PARED - *Utkatasana*

Esta postura sirve para reforzar los miembros inferiores, particularmente involucrados en la expulsión del bebé.

ETAPAS

1. Adopta la postura de pie (*figura 1.2*) a unos 30 cm de la pared, con la espalda hacia la pared.
   - Mantente de pie, con los pies separados a la anchura de las caderas.
   - Los pies están planos en el suelo, con el peso repartido entre los tres puntos de apoyo del pie.
   - Estira los dedos de los pies sin tensarlos.
   - Coloca los tobillos en paralelo (cara a cara).
   - Tensa y levanta la rótula, endureciendo los cuádriceps.
   - Gira los muslos desde fuera hacia dentro para liberar el sacro.

- Dirige el sacro hacia el suelo.
- Sube el vientre hacia arriba. Mete las costillas inferiores y levanta los lados del pecho.
- Estira la columna vertebral y levanta el esternón.
- Libera los hombros y el pecho abriendo los brazos a cada lado del cuerpo, con las palmas hacia el cielo.
- Baja los hombros, mete los omoplatos y gira las palmas para que queden hacia el cuerpo.
- La cabeza y el cuello están rectos. La mirada es tranquila y a lo lejos.

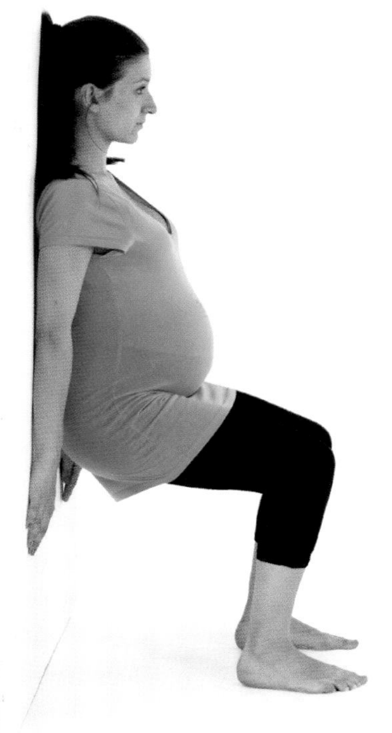
Fig. 1.8

2. Apoya la punta de los dedos de las manos contra la pared detrás de ti. A continuación, apoya la espalda.
3. Mientras mantienes la espalda estirada, respira plegando las rodillas y dejando deslizar las nalgas hacia abajo (*figura 1.8*).
4. Mantén la postura entre quince y treinta segundos.
5. Para salir de la postura, inspira estirando las piernas para retomar la postura de inicio.

¡ATENCIÓN!

- La espalda está recta y apoyada contra la pared. Está estirada y en contacto con la pared.
- Las nalgas descienden hacia el suelo sin despegarse de la pared.
- La parte superior del cuello se mantiene en la postura de pie (*figura 1.2*).

Efectos benéficos

- Tonifica los músculos dorsales y abdominales.
- Refuerza los músculos de las piernas.
- Flexibiliza los tobillos, las rodillas y las piernas.

POSTURA SENTADA, PIERNAS ESTIRADAS - *Dandasana*

Esta postura es el punto de partida de las posturas sentadas en el suelo.

ETAPAS

1. Siéntate en tres o cuatro mantas apiladas unas sobre otras, con las nalgas más altas que los pies.
2. Mantente sentada bien recta con las piernas estiradas delante de ti, y los pies separados (*figura 1.9*).
3. Estira los dedos de los pies hacia el techo.
4. Mantén las palmas de las manos al lado de las caderas, con los dedos dirigidos hacia las piernas.
5. Sube el vientre. Mete las costillas inferiores y levanta los lados del pecho.

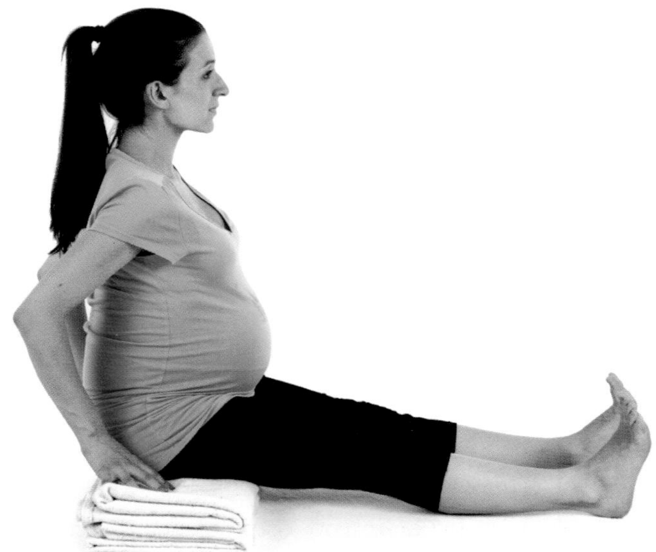

Fig. 1.9

6. Estira la columna vertebral y levanta el esternón, acercando los codos.
7. La cabeza y el cuello están rectos. La mirada es tranquila y a lo lejos.
8. Permanece en esta postura entre treinta y sesenta segundos, respirando suavemente.

Efectos benéficos

- Estira los músculos de las piernas.
- Concentra los órganos abdominales.
- Fortifica los músculos de la cintura.
- Tonifica los riñones.

Contraindicaciones y ayudas

Si tienes la espalda débil o si padeces problemas cardiacos, apoya la espalda contra una pared.

POSTURA SENTADA CON LAS PIERNAS CRUZADAS - *Svastikasana*

Esta es una excelente postura para practicar cuando estás sentada en el suelo. Los apoyos situados debajo de las nalgas facilitan que adoptes la posición y evitan que el diafragma se comprima por una espalda redondeada.

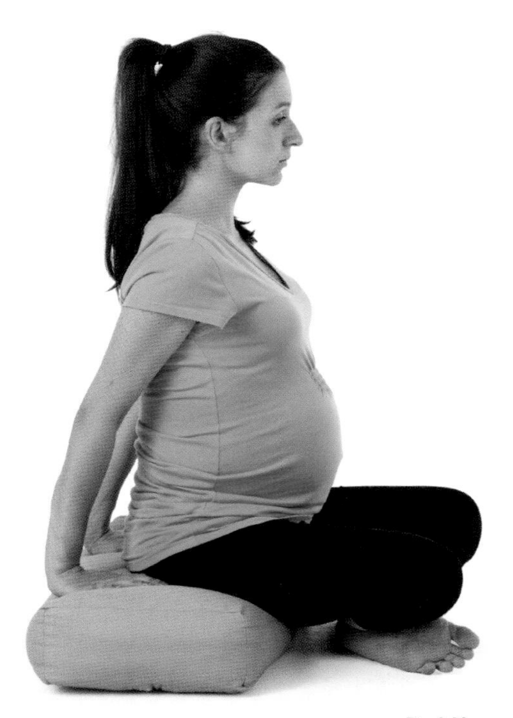

Fig. 1-10

ETAPAS

1. Comienza con la postura sentada con las piernas estiradas (*figura 1.9*).
   - Siéntate en tres o cuatro mantas apiladas unas sobre otras, con las nalgas más altas que los pies.
   - Mantente sentada bien recta con las piernas estiradas delante de ti, y los pies separados.
   - Estira los dedos de los pies en dirección al techo.
   - Mantén las palmas de las manos en el suelo al lado de las caderas, con los dedos dirigidos hacia las piernas.
   - Sube el vientre. Mete las costillas inferiores y levanta los lados del pecho.
   - Estira la columna vertebral y levanta el esternón, acercando los codos. Abre las costillas y el pecho.
   - La cabeza y el cuello están rectos. La mirada es tranquila y a lo lejos.

¡ATENCIÓN!

- Sube la cintura presionando las rodillas y los fémures contra el suelo.
- Las nalgas, la espalda y la cabeza están alineadas y perpendiculares al suelo.
- Afianza la columna vertebral y abre los lados del pecho.
- Haz subir los órganos del abdomen.

2. Dobla la rodilla derecha y coloca el pie derecho bajo el muslo izquierdo.
3. Dobla la rodilla izquierda y coloca el pie izquierdo bajo el muslo derecho (*figura 1.10*).
4. Los huesos de las antepiernas (tibias) se cruzan en el centro. Cada pie está colocado bajo el muslo opuesto.
5. Libera los hombros y el pecho colocando los dedos de la mano a cada lado de las caderas. Acerca los codos, baja y mete los omoplatos.
6. Sin mover la parte superior del cuerpo, coloca la parte superior de las manos en los muslos, cerca de la ingle.

Efectos benéficos

- Relaja la pelvis y la espalda.
- Facilita la respiración.

Contraindicaciones y ayudas

Si es necesario, apóyate en la pared.

¡ATENCIÓN!

- La columna vertebral está firme.
- Los órganos del abdomen suben.

POSTURA SENTADA, PIERNAS EN MARIPOSA - *Badha Konasana*

Esta postura es una de las más recomendadas para las mujeres embarazadas a causa de su acción sobre los riñones, el suelo pélvico y la respiración. Para no sobrecargar la zona lumbar, se practica en un apoyo, con la espalda estirada.

ETAPAS

1. Comienza con la postura sentada, con las piernas estiradas (*figura 1.9*).
   - Siéntate sobre tres o cuatro mantas apiladas unas sobre otras, con las nalgas más altas que los pies.
   - Mantente sentada bien recta con las piernas estiradas delante de ti y los pies separados.
   - Estira los dedos de los pies en dirección al techo.
   - Mantén las palmas de las manos en el suelo al lado de las caderas, con los dedos dirigidos hacia las piernas.
   - Sube el vientre. Mete las costillas inferiores y levanta los lados del pecho.
   - Estira la columna vertebral y levanta el esternón, acercando los codos.
   - La cabeza y el cuello están rectos. La mirada es tranquila y a lo lejos.

2. Dobla las dos piernas llevando los pies hacia las ingles (*figura 1.11*).
3. Acerca las plantas de los pies y los talones de manera que se toquen.
4. Mantén los pies en esa postura con la ayuda de las manos o con un cinturón y acerca los talones hacia el perineo. Los lados exteriores de los pies tienen que estar en contacto con el suelo. Respira normalmente.
5. Separa los muslos buscando tocar el suelo con las rodillas.

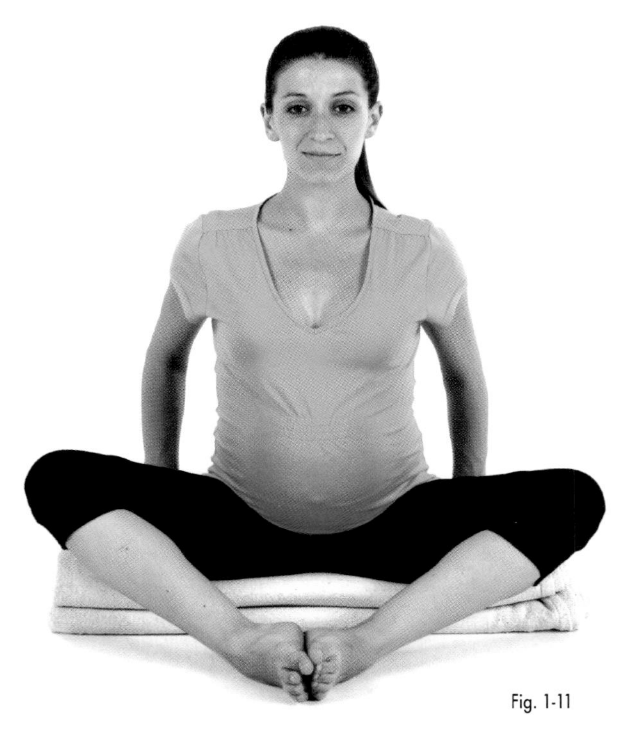
Fig. 1-11

Efectos benéficos

- Alivia el dolor de espalda y refuerza los músculos de la región pélvica y de la parte inferior de la columna.
- Crea espacio para los músculos del suelo pélvico.
- Alivia la sensación de pesadez en el bajo vientre y facilita la respiración.

Contraindicaciones y ayudas

Si el estiramiento de los huesos del pubis es demasiado incómodo los apoyos pueden colocarse bajo los muslos.

POSTURA SENTADA EN EL SUELO, PIERNAS SEPARADAS - *Upavishta Konasana*

En esta postura, las piernas se separan para crear un ángulo entre ambas que varía entre los 90° y los 180°. Como en el caso de la postura anterior, el objetivo es fortalecer, flexibilizar y abrir la pelvis. En el momento del nacimiento, se ejerce una presión importante en las articulaciones de la pelvis. Cuanto más fuerte y flexible seas, mejor será tu capacidad de adaptarte a los esfuerzos y a las sensaciones intensas que ocasiona la expulsión del bebé.

ETAPAS

1. Comienza con la postura sentada, con las piernas estiradas (*figura 1.9*).
   - Siéntate en tres o cuatro mantas apiladas unas sobre otras, con las nalgas más altas que los pies.
   - Mantente sentada bien recta con las piernas estiradas delante de ti, y los pies separados.
   - Estira los dedos de los pies en dirección al techo.
   - Mantén las palmas de las manos en el suelo al lado de las caderas, con los dedos dirigidos hacia las piernas.
   - Sube el vientre. Mete las costillas inferiores y levanta los lados del pecho.
   - Estira la columna vertebral y levanta el esternón, acercando los codos.
   - La cabeza y el cuello están rectos. La mirada es tranquila y a lo lejos.

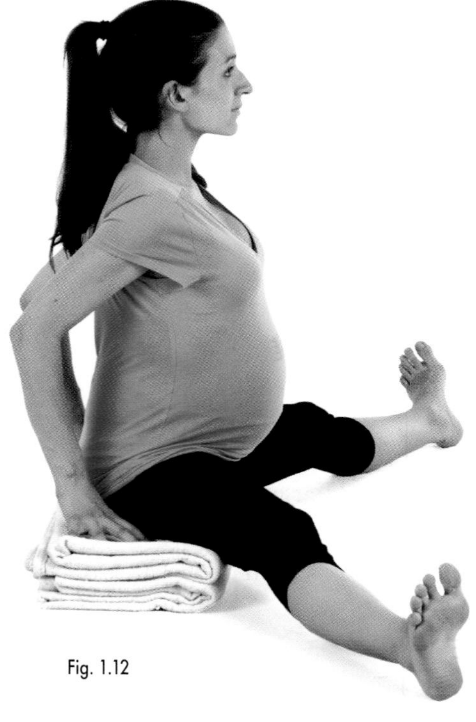

Fig. 1.12

2. Separa las piernas estirándolas a partir del talón, una después de la otra para evitar calambres. Aumenta la amplitud gradualmente (*figura 1.12*).
3. La planta de los pies está perpendicular al suelo y los dedos apuntan hacia el techo. Ten cuidado de que los pies no caigan hacia dentro.
4. Continúa la práctica de esta postura, incluso si sientes una sensación intensa en los músculos isquiotibiales (detrás de los muslos). Con el tiempo, esta sensación disminuirá.
5. Mantén las palmas de las manos en el suelo, a los lados de los muslos.

¡ATENCIÓN!

- La parte posterior de las piernas está en contacto con el suelo.
- Las rodillas deben estar colocadas en el suelo, a pesar de su tendencia a alzarse.
- Los hombros giran hacia atrás para liberar y levantar el pecho. Las costillas inferiores se meten y suben, lo que aumenta la distancia entre el diafragma y la parte inferior del abdomen.

6. Levanta la cintura y las costillas apoyando las piernas y las palmas en el suelo.
7. Levanta el pecho.

Efectos benéficos

- Fortalece los músculos del suelo pélvico y de la parte inferior de la espalda.
- Mejora la circulación sanguínea en la pelvis y el abdomen.
- Tonifica los riñones, lo que ayuda a combatir los problemas urinarios.

Contraindicaciones y ayudas

Evita esta postura si el bebé ha descendido prematuramente, si el cuello del útero está dilatado o ya ha sufrido cualquier lesión. En el caso de que la columna vertebral parezca pesada, sitúa una toalla pequeña bajo el coxis.

POSTURA SENTADA SOBRE LAS RODILLAS - *Virasana*

Esta posición de fuerza y de poder libera la respiración y alinea la espalda.

ETAPAS

1. Arrodíllate en el suelo, con las rodillas separadas y las antepiernas paralelas (*figura 1.13*). Para evitar la presión que se ejerce en las articulaciones de las rodillas y de los tobillos, coloca entre las piernas algunas mantas apiladas unas sobre otras de manera que las nalgas estén más altas que los pies (*figura 1.14*).
2. Gira las pantorrillas hacia fuera para que las antepiernas reposen en el suelo.
3. Reparte el peso del cuerpo entre las rodillas, los pies y las nalgas.
4. Aplica una ligera presión en el lado externo de los pies para dirigirlos hacia el suelo.
5. Estira la parte inferior de la espalda. El sacro apunta hacia el suelo (*figura 1.15*).
6. Estira la parte superior del cuerpo levantando la cintura y los lados del pecho. Las costillas inferiores están metidas, los hombros giran hacia atrás y permanecen bajos. Ten cuidado de no curvar la parte inferior de la espalda.
7. Coloca las palmas de las manos en las rodillas o en los tobillos.
8. Respira normalmente. Mantén esta postura durante aproximadamente un minuto.
9. Para salir de la postura, apoya el peso de la parte superior del cuerpo hacia delante y lavántate sobre las rodillas (*figura 1.16*).

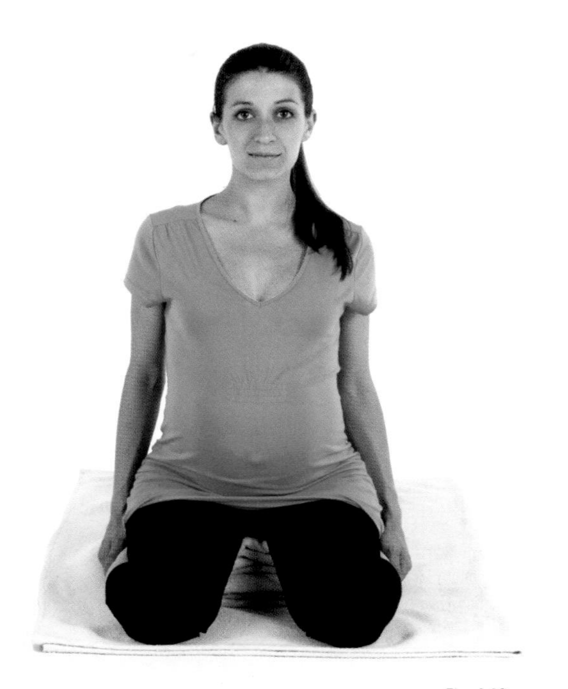

Fig. 1.13

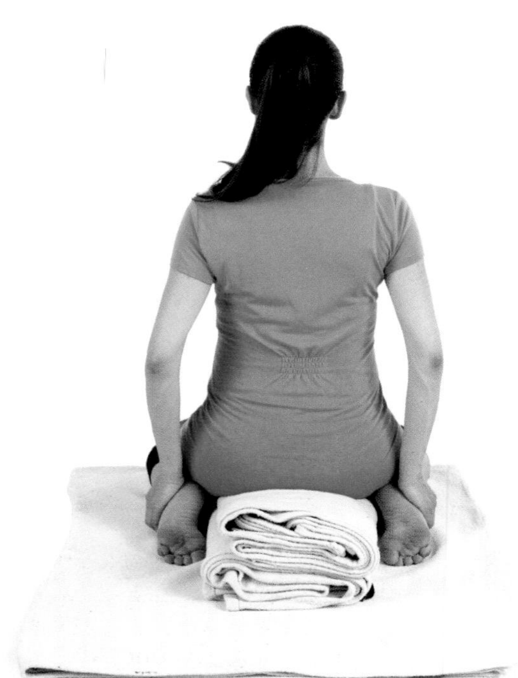

Fig. 1.14

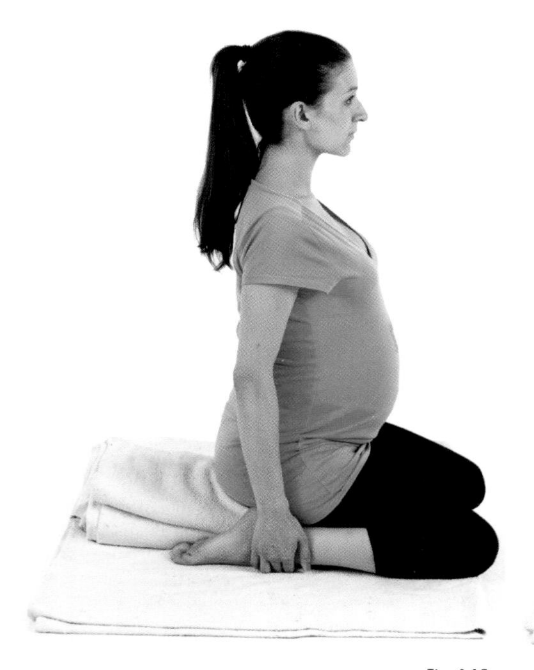

Fig. 1.15

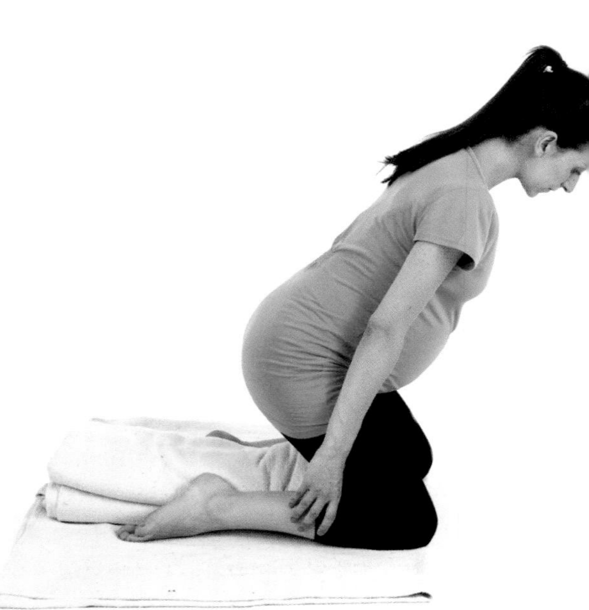

Fig. 1.16

Efectos benéficos

- Da ánimo.
- Previene y alivia las piernas hinchadas y las varices.
- Corrige una curva lumbar demasiado pronunciada.
- Reduce la tensión arterial elevada ocasionada por problemas renales.

¡ATENCIÓN!

- La parte superior del cuerpo debe estar recta sin inclinarse hacia delante.
- Los muslos y las ingles descienden.

Contraindicaciones y ayudas

Extender los pies de manera horizontal; en su defecto, girarlos de manera que el arco de la planta se dirija hacia el techo.

POSTURA ARRODILLADA, APOYADA HACIA DELANTE - *Adho Mukha Virasana*

Esta postura, también conocida con el nombre de «postura del niño», ofrece mucho bienestar y se puede practicar durante todo el embarazo hasta el día del nacimiento.

ETAPAS

1. Comienza con la postura sentada sobre las rodillas (*figura 1.13*).
2. Une los dedos gordos de los pies y abre los talones de cada lado de manera que los pies estén horizontales y a la misma altura del lado derecho y del lado izquierdo (*figura 1.17*).
3. Gira los músculos de las pantorrillas desde dentro hacia fuera y siéntate cómodamente sobre los pies.

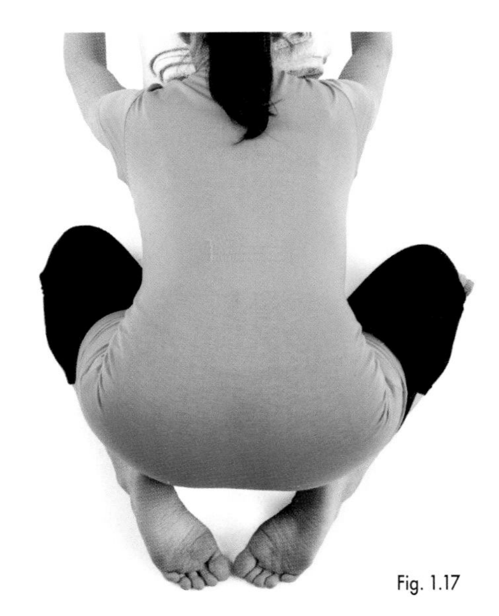

Fig. 1.17

Efectos benéficos

- Hace que descanse el corazón, ayuda a curar la hipertensión y la diabetes.

- Permite que la respiración se sienta en todas las partes del tronco: suelo pélvico, parte inferior de la espalda, columna vertebral, abdomen y pecho.
- Alivia la espalda y desarrolla la flexibilidad de la pelvis.

Contraindicaciones y ayudas

Según la etapa del embarazo, ajusta la altura de los apoyos para los brazos o apoya la parte superior del cuerpo en una silla (*figuras 1.18 y 1.19*). Para más comodidad, coloca una manta en los talones (*figura 1.19*).

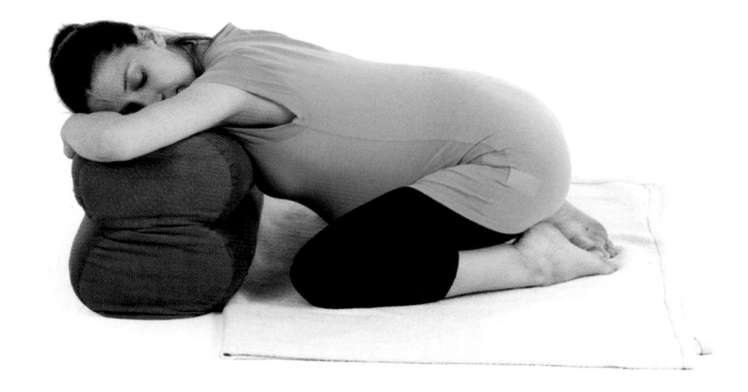

Fig. 1.18

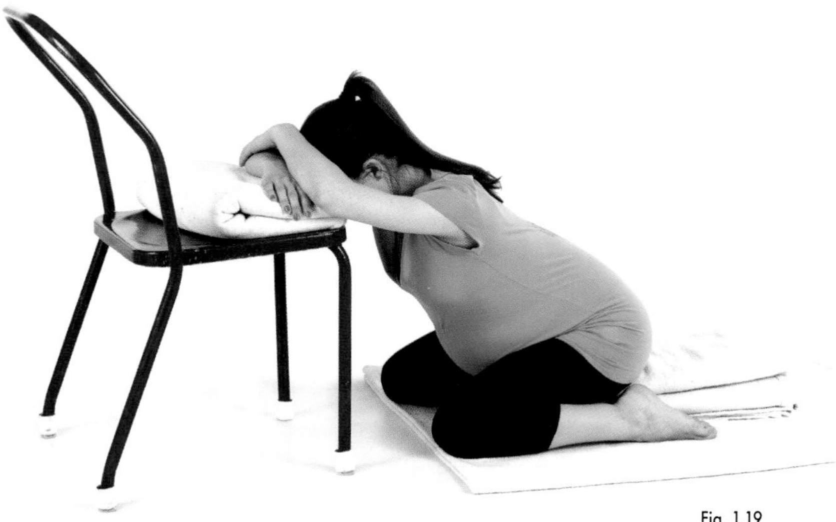

Fig. 1.19

POSTURA DE CUCLILLAS - *Malasana*

Esta postura es excelente para permitir el descenso del bebé en la pelvis, en el momento del nacimiento. La presión que ejerce su cabeza contra el cuello del útero facilita la dilatación cervical. La práctica de esta postura durante el embarazo te ayuda a desarrollar fuerza y flexibilidad en vista a su realización durante el parto y el alumbramiento. Practícala con ayuda de apoyos bajo las nalgas. Mantén el equilibrio agarrándote a un pañuelo, una escalera o al alféizar de una ventana.

ETAPAS

1. Mantente de cara a la pared en la postura de pie (*figura 1.2*). Separa los pies entre 70 y 80 cm y colócate aproximadamente a 70 cm de la pared.
   - Estira los dedos de los pies sin tensarlos.
   - Coloca los tobillos paralelos (cara a cara).
   - Tensa y levanta las rótulas, endureciendo los cuádriceps.
   - Gira los muslos desde fuera hacia dentro para liberar el sacro.
   - Dirige el sacro hacia el suelo.
   - Sube el vientre. Mete las costillas inferiores y levanta los lados del pecho.
   - Estira la columna vertebral y levanta el esternón.
   - Libera los hombros y el pecho abriendo los brazos a cada lado del cuerpo, con las palmas hacia el cielo. Baja los hombros, mete los omoplatos y gira las palmas para que miren hacia el cuerpo.
   - La cabeza y el cuello están rectos. La mirada es tranquila y a lo lejos.
2. Si tienes acceso a correas (o al alféizar de una ventana, un mueble, una escalera, etc.), tómalas y dobla las piernas empujando las rodillas hacia los lados para dejar pasar el abdomen (*figura 1.20*).
3. Apoya los talones en el suelo y las nalgas en un soporte semirrígido.
4. Aumenta la altura de tu apoyo si los talones se levantan.
5. Inclina el cuerpo ligeramente hacia delante.
6. Relaja la cabeza, los hombros y la espalda.
7. Pon atención a la respiración, dejándola libre. Respira con todo tu cuerpo.

Esta postura se puede practicar con los brazos en suspensión por encima de ti misma (*figura 1.21*) o apoyada sobre las rodillas (*figura 1.22*). A medida que vayas aumentando la flexibilidad de tu pelvis, podrás reducir la altura de los apoyos bajo las nalgas (*figura 1.23*).

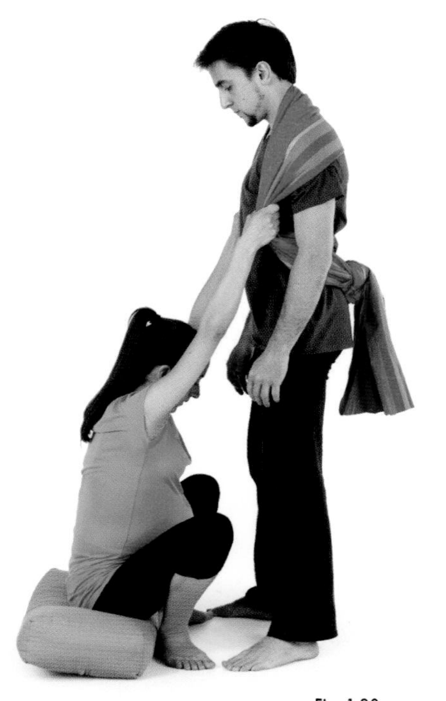

Fig. 1.20

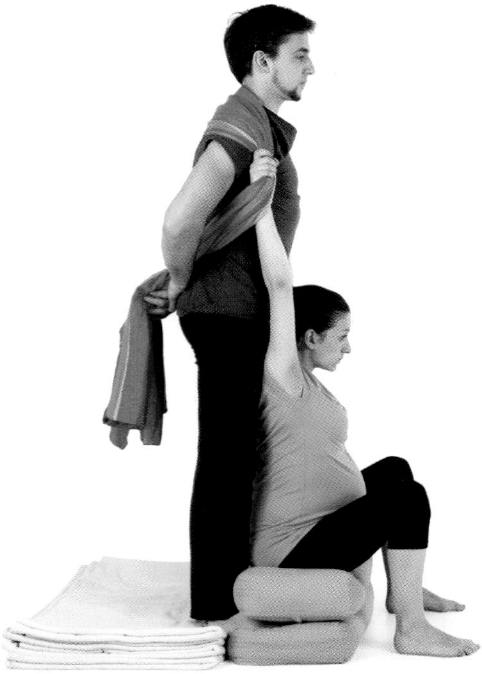

Fig. 1.21

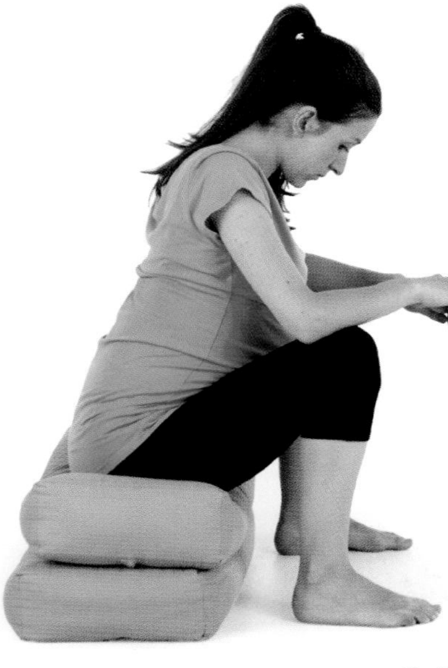

Fig. 1.22

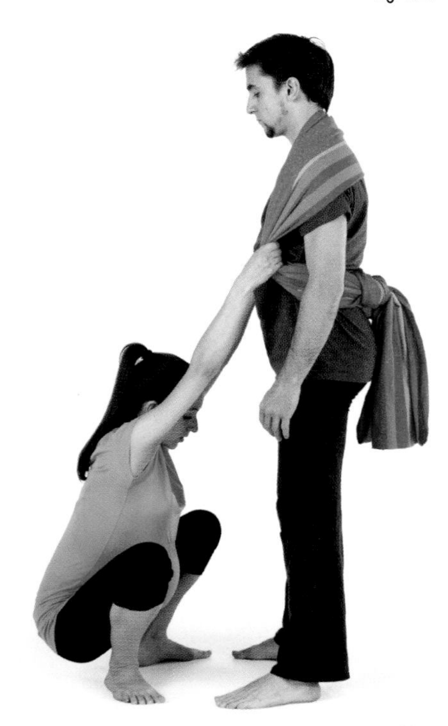

Fig. 1.23

Efectos benéficos

- Facilita la respiración cuando los brazos están en suspensión.
- Prepara la expansión de la pelvis y de la espalda gracias a la flexión de las piernas.
- Facilita el descenso del bebé en la pelvis, en el momento del parto.

¡ATENCIÓN!

- La espalda está estirada.
- Las piernas están bien abiertas.
- Las nalgas están relajadas.

Contraindicaciones y ayudas

Durante el primer trimestre del embarazo es preferible no practicar esta postura.

LAS POSTURAS EN HORIZONTAL

Cada vez que estás acostada sobre la espalda y quieres levantarte, observa las precauciones siguientes para proteger la espalda y los abdominales al tiempo que previenes los mareos causados por los cambios bruscos de posición.

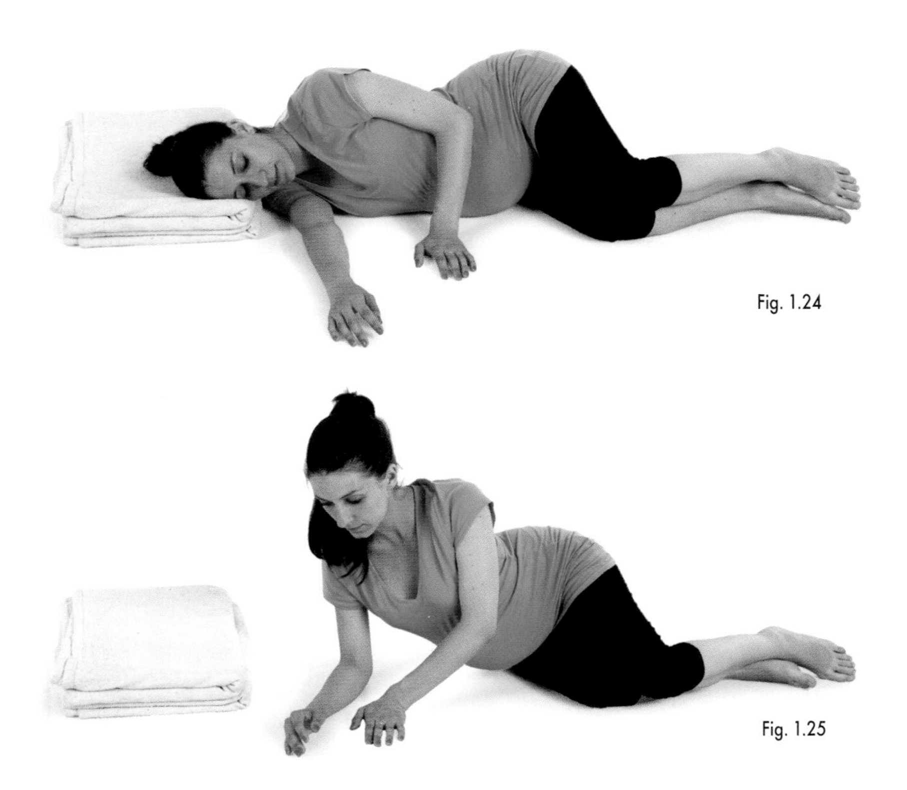

Fig. 1.24

Fig. 1.25

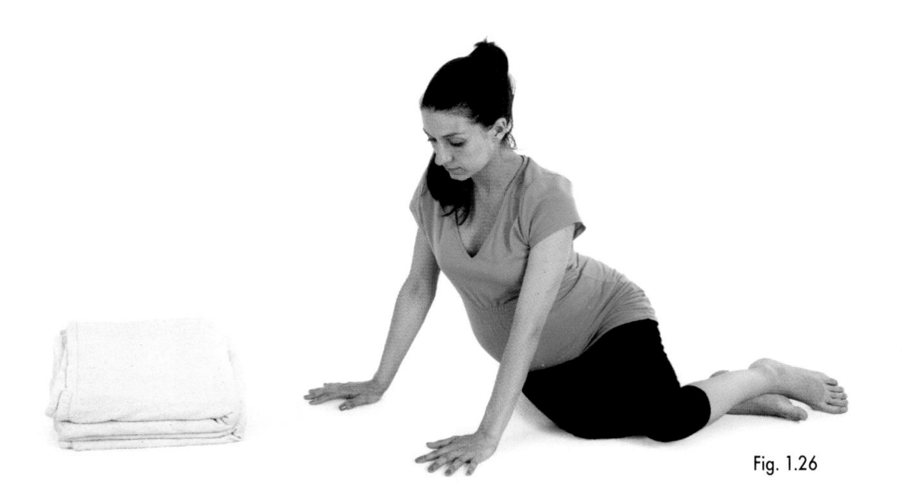

Fig. 1.26

ETAPAS

1. Tumbada sobre la espalda, dobla las piernas.
2. Gira el cuerpo hacia el lado, sin levantar la cabeza (*figura 1.24*).
3. Apóyate en ambas manos y levanta el cuerpo (*figuras 1.25 y 1.26*).

POSTURA ACOSTADA SOBRE LA ESPALDA, LAS PIERNAS LEVANTADAS SOBRE LA PARED - *Viparita Karani Mudra*

Es una postura completa con numerosos beneficios, muy buena para calmarte y relajarte. Se puede practicar durante todo el embarazo.

ETAPAS

1. Apoya el soporte semirrígido o varias mantas apiladas unas sobre otras contra una pared para crear un apoyo de aproximadamente 25 cm de altura. Tiende una manta delante del cojín para los hombros y la cabeza.
2. Tiéndete sobre la espalda, la cadera y el lado del pie apoyados en la pared, junto al soporte. Apoya los pies en la pared.
3. Espirando y trayendo el apoyo hacia ti, levanta las nalgas y colócalas arriba.
4. Desliza las nalgas para acercarlas a la pared. Tu cintura y tus nalgas reposan completamente en el soporte, con el borde adaptado al hueco de tu zona lumbar. Los hombros se encuentran así cerca del apoyo.

5. Estira las piernas deslizando primero los talones. A pesar de la inversión, las nalgas y las piernas tienen que estar en estado de reposo (*figura 1.27*).
6. Espira girando los hombros hacia atrás y dirigiéndolos hacia la pared. Estira los brazos a ambos lados del cuerpo.
7. Permanece en esta posición durante cinco minutos aumentando gradualmente la duración hasta diez minutos. Cierra los ojos y relájate.
8. Para salir de la posición, abre los ojos, dobla las rodillas manteniendo los pies apoyados contra la pared (*figura 1.28*) y desliza las nalgas hacia el suelo (*figura 1.29*).
9. Rueda hacia el lado. Después de unos segundos, siéntate apoyándote sobre las manos.

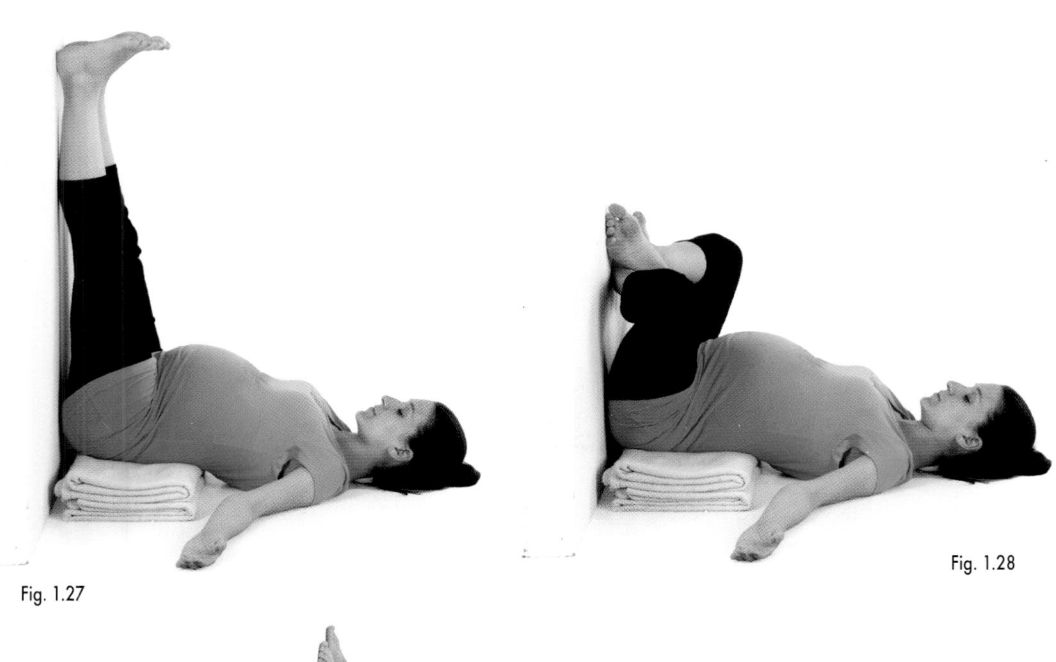

Fig. 1.27

Fig. 1.28

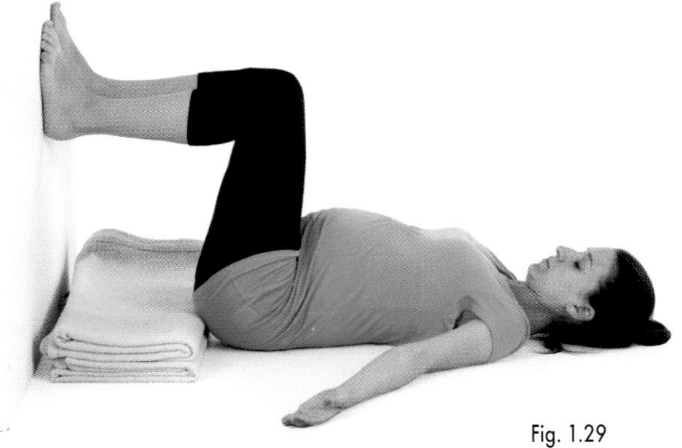

Fig. 1.29

¡ATENCIÓN!

- Las nalgas no se deslizan debajo del apoyo. Corrige la postura si es necesario.
- Se tienen que presentar tres curvas: la primera, en la unión entre la pared y las nalgas; la segunda, donde los hombros se insertan cerca del apoyo, y la tercera, en la base de la espalda (que abre y libera el pecho).
- El pecho se eleva y se libera.
- Las piernas están ligeramente separadas.

Efectos benéficos

- Calma y favorece una rápida relajación y recuperación.
- Aumenta el apetito, lo que es favorable si tienes náuseas o vómitos.
- Reduce el edema en las piernas.

Contraindicaciones y ayudas

Si esta posición provoca malestar, náuseas o una sensación desagradable, deja de practicarla y reemplázala por la postura de pie (*figura 1.2*).

POSTURA ACOSTADA SOBRE LA ESPALDA - *Viparita Karani Mudra*

Se trata de una variación de la postura anterior útil durante la relajación al final de la sesión.

ETAPAS

1. Prepara el material para ejecutar la postura. Coloca una manta en el lugar de la cabeza, el cojín semirrígido a tu lado y las sillas en frente, para apoyar las piernas. Acuéstate sobre la espalda girando hacia el lado, con las piernas flexionadas y las nalgas cerca de las sillas.
2. Levanta las piernas una a una y apoya las pantorrillas en las sillas. La superficie total de las pantorrillas tiene que descansar (*figura 1.30*).
3. Espirando, levanta las nalgas y desliza el cojín. Las nalgas están apoyadas en toda la superficie, la pelvis y el coxis en horizontal y el vientre relajado y paralelo al suelo.
4. Coloca la manta bajo tu cabeza de manera que la frente esté en pendiente descendiente hacia la barbilla.

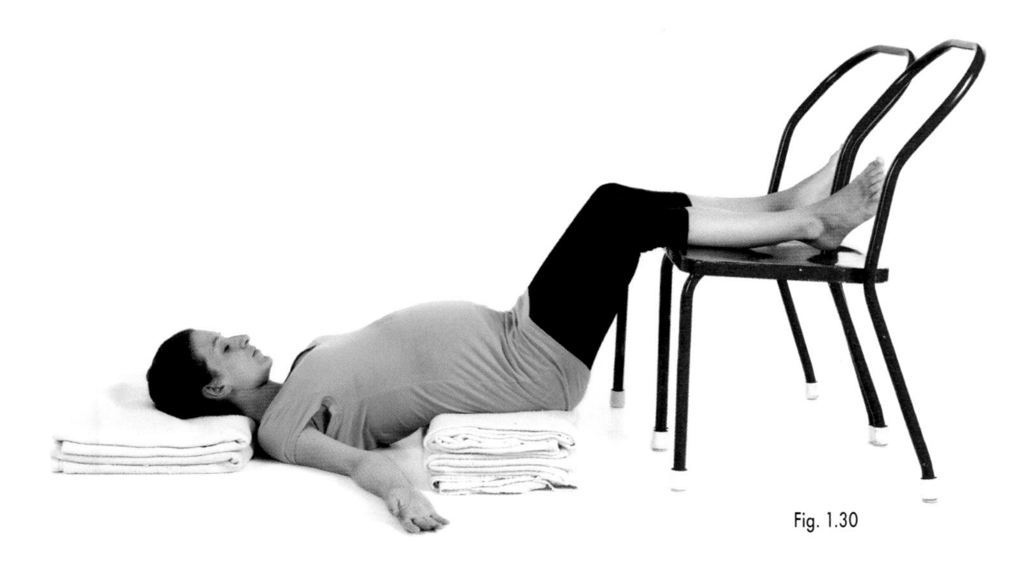

Fig. 1.30

5. Gira los hombros hacia atrás al tiempo que los diriges hacia las sillas. Abre el pecho y extiende los brazos a cada lado del cuerpo girando las palmas de las manos hacia el techo.
6. Permanece en esta posición durante unos minutos. Cierra los ojos y relájate.
7. Para salir de la postura, abre los ojos y levanta la pelvis para retirar el cojín.
8. Trae las rodillas hacia el pecho, estira los brazos por encima de la cabeza y gira hacia el lado.
9. Después de unos segundos, apóyate sobre las manos y siéntate.

¡ATENCIÓN!

- La espalda está estirada.
- Las nalgas descansan en el soporte.
- El pecho está abierto y los omoplatos se esconden en la espalda.

Efectos benéficos

- Calma y favorece la rápida relajación y recuperación.
- Aumenta el apetito, lo que es favorable si tienes náuseas o vómitos.
- Reduce el edema en las piernas.

POSTURA DE RELAJACIÓN - *Shavasana*

La postura de relajación tiene por objetivo inmovilizar el cuerpo y tranquilizar la mente. Aprovéchala para centrarte en tu cuerpo y explorar tus sensaciones, comunicarte con tu bebé y observar tu respiración.

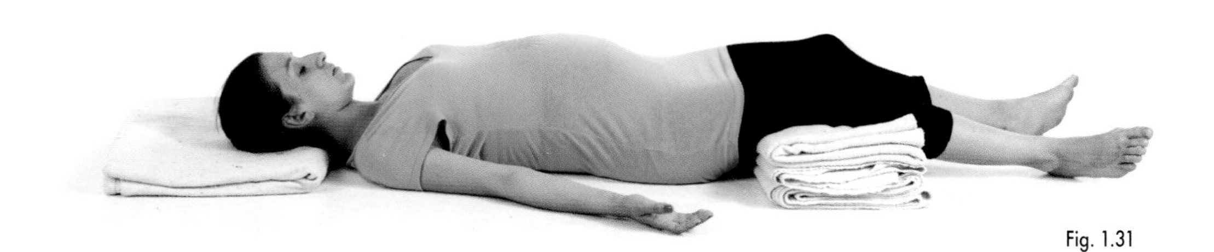

Fig. 1.31

ETAPAS

1. Coloca el soporte semirrígido bajo las rodillas. Coloca una manta para la cabeza (la frente tendrá que estar en pendiente ligeramente descendiente hacia la barbilla).
2. Acuéstate girando hacia el lado.
3. Asienta las nalgas bajo los isquiones (los huesos puntiagudos bajo las nalgas) y estirándola con suavidad hacia los lados para que la parte inferior de la espalda esté bien apoyada en el suelo (*figura 1.31*).
4. Extiende los pies hacia fuera y relájalos.
5. Relaja el pecho sin que se hunda.
6. Relaja las piernas sin modificar la postura.
7. Los brazos están estirados en un ángulo de aproximadamente 60º con el pecho. Gira la parte superior de los brazos, los codos y las muñecas para que las palmas se vuelvan hacia el techo y las manos reposen en la unión del centro de la mano.
8. Asegúrate de que es el centro de la parte posterior de tu cabeza lo que está en contacto con el suelo.
9. Presta atención a la simetría de tu cuerpo. Deja que los párpados superiores desciendan sobre los parpados inferiores, relaja los globos oculares y libera cualquier tensión acumulada alrededor de los ojos, las sienes y los labios.

Efectos benéficos

- Proporciona energía al cuerpo y a la mente.

- Alivia las tensiones.
- Facilita el contacto con la respiración y las sensaciones.

Contraindicaciones: variación de la postura acostada sobre la espalda

Si sientes molestias al practicar la postura acostada sobre la espalda, puede que sea debido a una compresión de la vena cava, la vena principal que asegura el retorno venoso desde la pelvis hacia el corazón. En ese caso, opta por la postura acostada sobre el lado, que se puede practicar hasta el final del embarazo (*figura 1.32*).

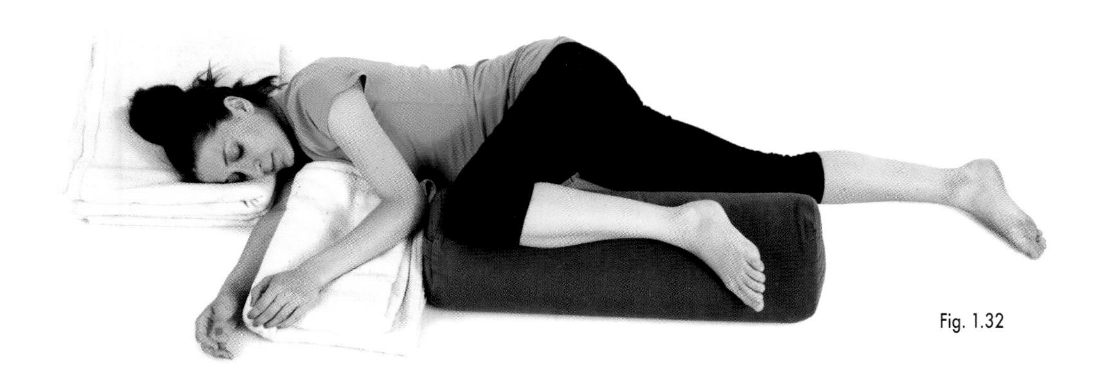

Fig. 1.32

¡ATENCIÓN!

- La rodilla está a 90° respecto a la pierna.
- La pierna doblada está apoyada en su totalidad.

SOLUCIONES A ALGUNOS PROBLEMAS

En los párrafos siguientes encontrarás soluciones a algunos problemas que pueden surgir a lo largo del embarazo.

Déficit de magnesio

El magnesio es un oligoelemento indispensable para la vida y es el responsable de numerosos mecanismos que permiten, entre otros, el funcionamiento muscular y la coagulación sanguínea. Trabaja junto con el calcio: el magnesio relaja los músculos mientras que el calcio estimula la contracción. Durante el embarazo, el magnesio ayuda a construir y a reparar los tejidos del cuerpo. En cantidad óptima, podría estar implicado en la prevención de la hipertensión,[10] los calambres en las piernas,[11] la preeclampsia (hipertensión arterial en la mujer embarazada), las contracciones uterinas prematuras, los retrasos del crecimiento intrauterino y las hemorragias antes del parto.[12]

Los estudios muestran que una parte importante de la población padece una carencia de magnesio, situación que los diagnósticos mediante análisis sanguíneos no pueden revelar, ya que solamente un 1% del magnesio del cuerpo está almacenado en la sangre. Es más por la presencia de algunos síntomas por lo que la carencia se puede detectar: estreñimiento, calambres en las piernas, espasmos, fatiga, insomnio, tensiones musculares, dolores de espalda, de cuello o en la mandíbula, cefaleas por tensión, náuseas, vómitos y pérdida del apetito, entre otros.

La dosis recomendada de magnesio es de aproximadamente de 350 a 400 mg por día para las mujeres con edades comprendidas entre los diecinueve y los cuarenta años, pero a menudo es necesario duplicar o triplicar esta cantidad en presencia de algunos síntomas. Aunque una alimentación sana pueda satisfacer las necesidades de magnesio, la mala elección de los alimentos combinada con su mala calidad puede hacer que sean necesarios complementos alimenticios. Los siguientes son algunos de los alimentos ricos en magnesio: las almendras, los anacardos, las pipas de calabaza y de girasol, las espinacas y el salmón. Consulta a un naturópata para asesorarte.

El estreñimiento

Algunas mujeres embarazadas sufren las molestias del estreñimiento. Llegado el caso, añade a tu régimen alimentos completos, ricos en fibra (pan integral, salvado de maíz o de avena), verduras y frutas frescas o secas (ciruelas pasas, higos, pasas, albaricoques, etc.) y ajusta tu aporte de magnesio.

La práctica de la postura en cuclillas está igualmente indicada para favorecer el tránsito intestinal (*figura 1.22*).

Calambres en las pantorrillas

Los calambres en las pantorrillas son frecuentes y dolorosos. Para prevenirlos, ajusta tu aporte de magnesio, evita levantar los pies y vigila la circulación sanguínea. Para hacer que desaparezcan, practica la postura de pie (*figura 1.3*) y la postura sentada con las piernas estiradas (*figura 1.9*). Puedes igualmente estirar las pantorrillas de la manera que describo seguidamente.

ETAPAS

1. Con el otro pie plano en el suelo, desliza el pie de la pierna dolorida tan lejos como sea posible hacia atrás (*figura 1.33*).
2. Dobla ligeramente la otra pierna.
3. Vuelve a la posición inicial.
4. Repite varias veces este ejercicio.

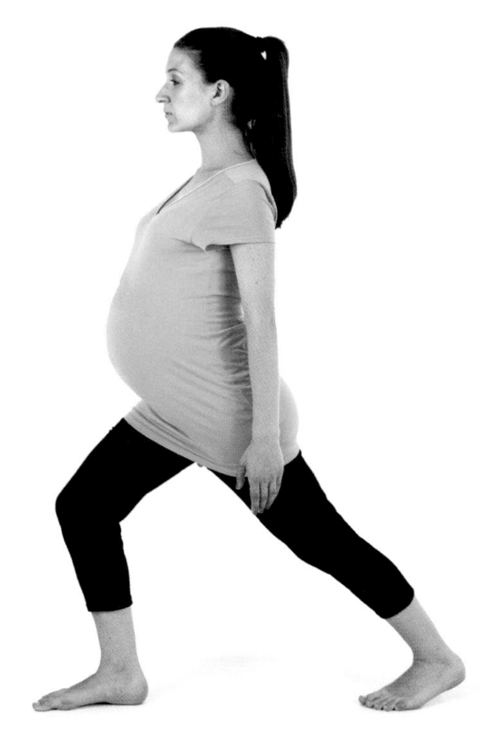

Fig. 1.33

Alguien tendrá que ayudarte a hacer este estiramiento.

ETAPAS

1. Extiende la pierna dolorida.
2. Pídele a tu pareja que sujete suavemente la rodilla con una mano y que ejerza con la otra mano una presión en la planta del pie, hasta que este forme un ángulo de menos de 90º con la pierna (*figura 1.34*).
3. Mantened esta presión de entre cinco y diez segundos.
4. Repetid varias veces.

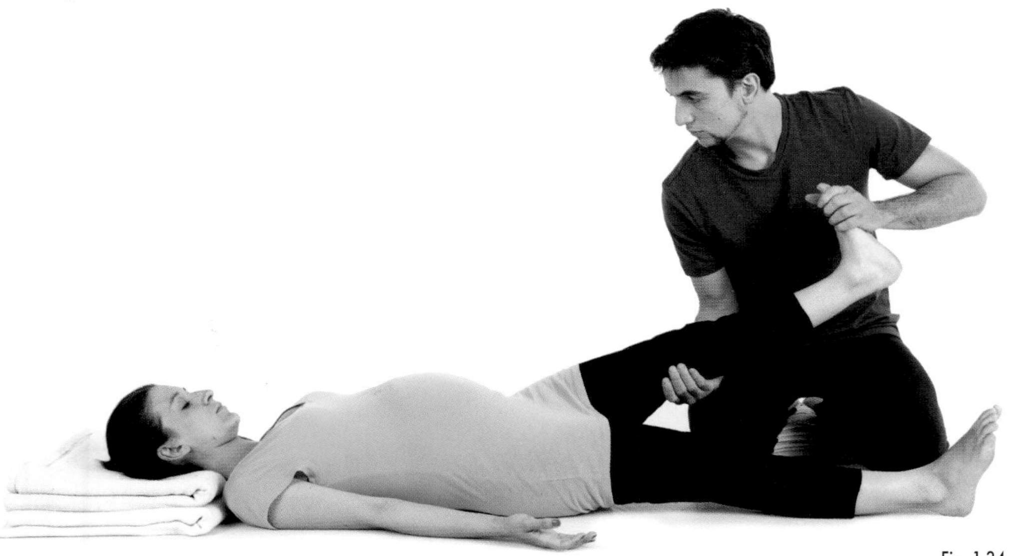

Fig. 1.34

LOS DOLORES DE ESPALDA

En los siguientes párrafos te propongo algunos consejos para proteger los abdominales, facilitar la relajación, levantar pesos y disminuir las tensiones de la parte inferior del cuerpo.

Proteger los músculos abdominales

El abdomen está cerrado por delante por una pared abdominal constituida por varias capas musculares. La capa superficial está compuesta por músculos grandes rectos que, en los esfuerzos violentos y el embarazo, tienen tendencia a desviarse de la línea central.

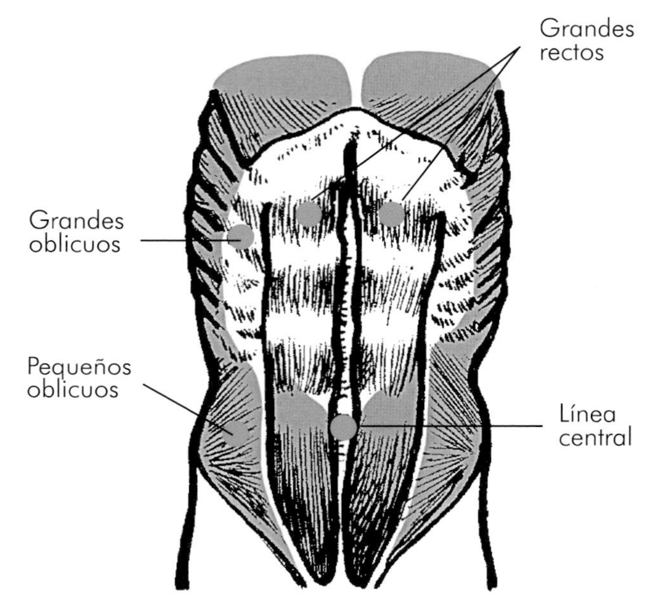

Ilus. 1.2

Para evitar la separación de los grandes rectos y el descenso de los órganos:

- Haz tu sesión de yoga de manera asidua.
- Evita algunos movimientos (*figuras 1.35 y 1.36*).
- Gira hacia el lado cuando pases de la postura acostada a la postura sentada.

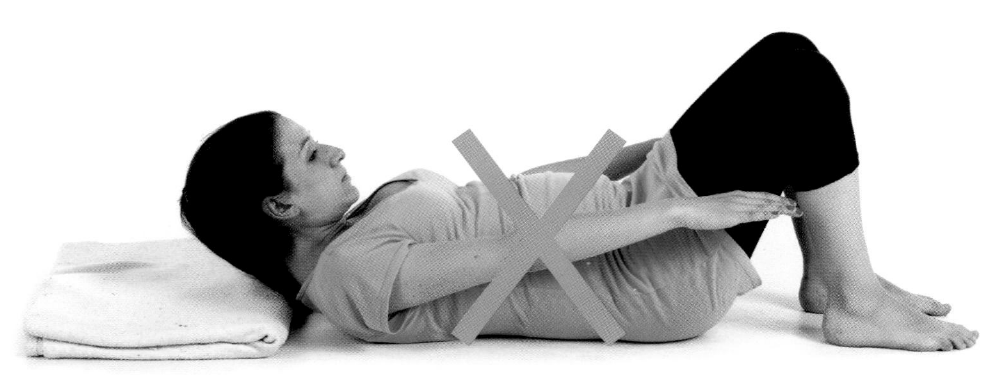
Fig. 1.35

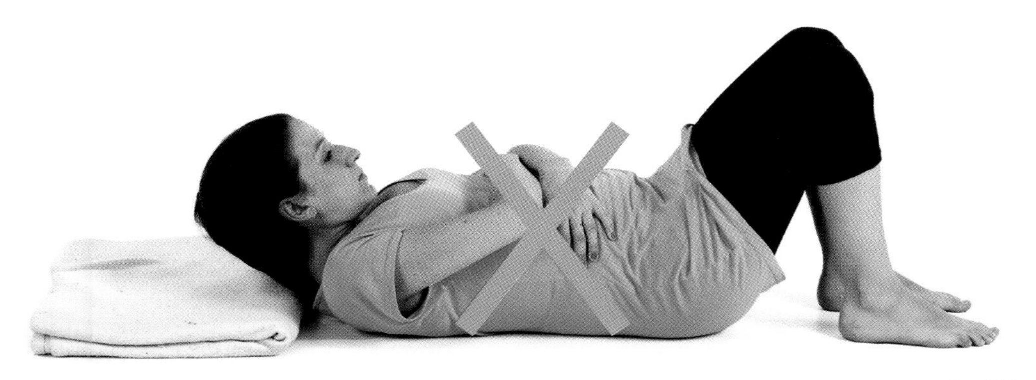

Fig. 1.36

- Antes de realizar cualquier esfuerzo, contrae el perineo al espirar apretando las piernas y las nalgas.
- Levanta solo pesos razonables (máximo diez kilos).

Relajarse en el suelo o en la cama

Para facilitar la relajación en el suelo o en la cama y evitar la acumulación de tensiones en la espalda, practica esta posición.

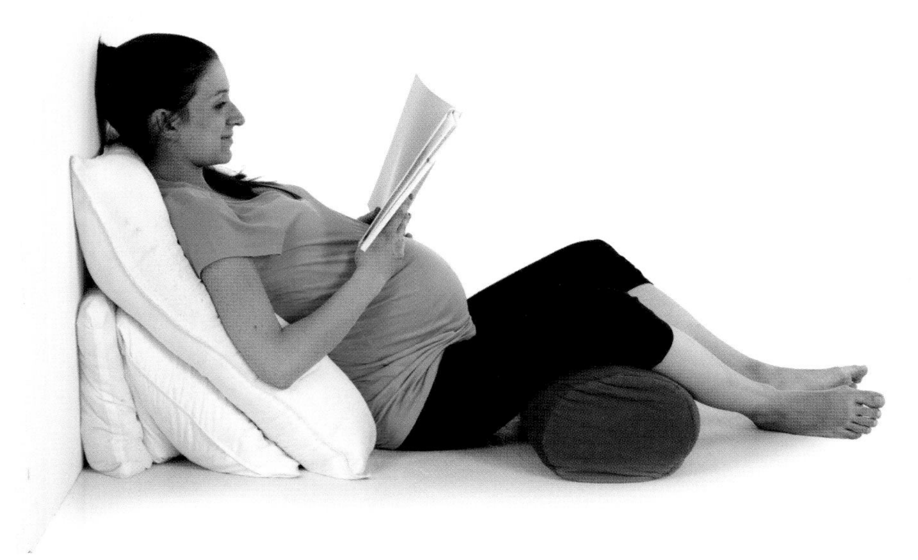

Fig. 1.37

ETAPAS

1. Dobla por la mitad una almohada y apóyala en la pared. Servirá para recostar la zona lumbar.
2. Coloca otra almohada a lo largo para apoyar los hombros (*figura 1.37*).
3. Piernas separadas y flexionadas, coloca almohadas bajo las rodillas, la primera doblada por la mitad y la otra colocada a lo largo.
4. Respira suavemente y relájate.

Levantar pesos de manera adecuada

A fin de prevenir los dolores de espalda y mantener el equilibrio, te doy algunas indicaciones que puedes poner en práctica cada vez que levantes peso.[13]

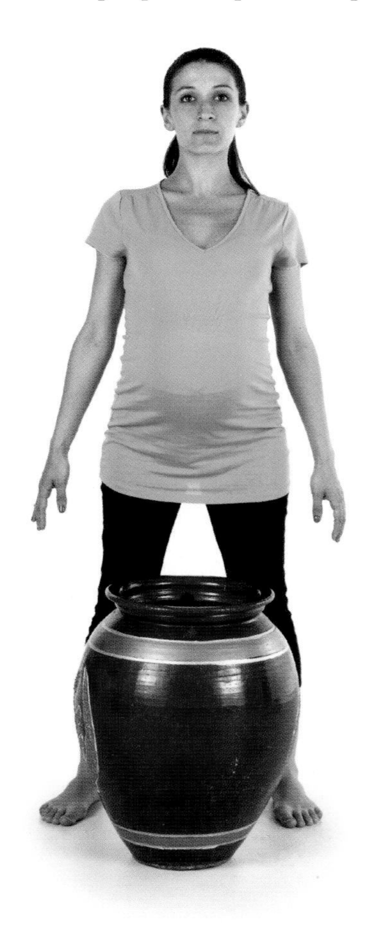

Fig. 1.38

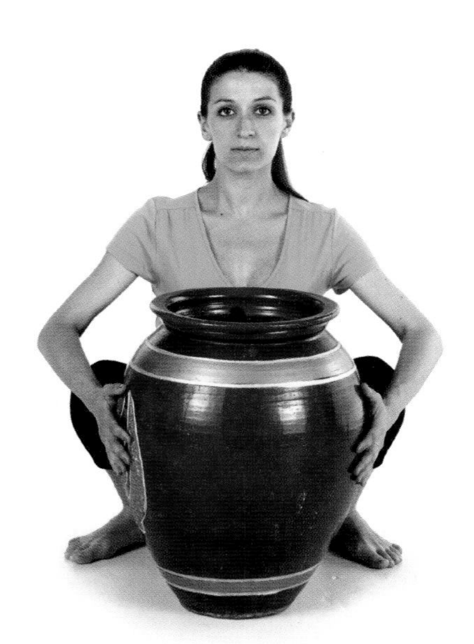

Fig. 1.39

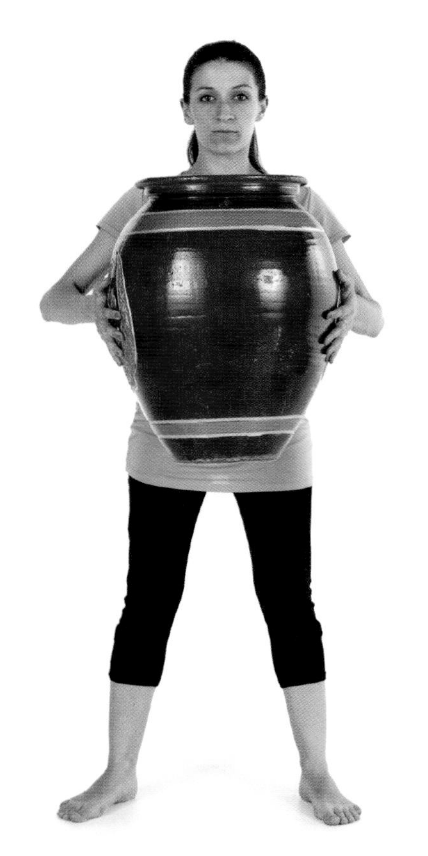

Fig. 1.40

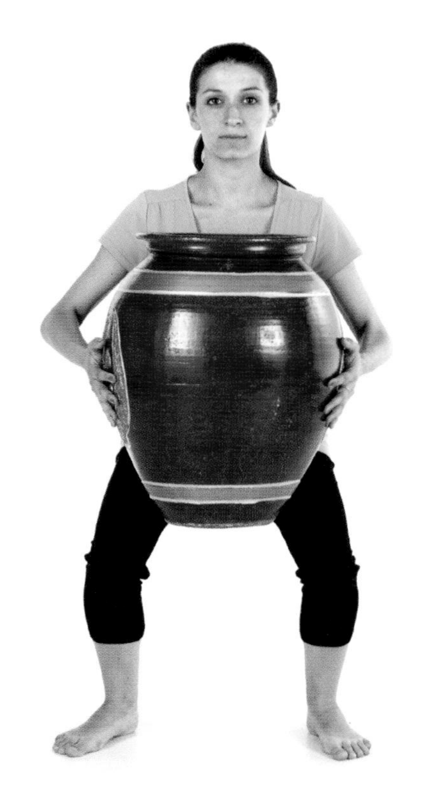

Fig. 1.41

1. Colócate delante del objeto que vas a levantar y centra el peso acercando tu centro de gravedad al suyo (*figura 1.38*).
2. Separa los pies y las rodillas para aumentar el equilibrio y liberar el abdomen.
3. Orienta los pies en la dirección del desplazamiento previsto. No gires el cuerpo cuando levantes el peso.
4. Dobla las rodillas al tiempo que mantienes la espalda recta y ayúdate con la fuerza de las piernas para levantar el objeto (*figura 1.39*).
5. Asegúrate de que lo has agarrado bien. Utiliza la base de los dedos y la palma de las manos para agarrar la mayor parte posible de la superficie.
6. Mantén los brazos extendidos. Utilízalos para controlar el equilibrio del objeto, pero no para levantarlo.
7. Cierra la pelvis en posición aplanada (espalda estirada), como en la postura de pie (*figura 1.3*). Así, la carga se distribuye a lo largo de la columna vertebral.

8. Echa la cabeza hacia atrás, con la barbilla hacia el pecho. Este movimiento facilita el mantenimiento de una espalda recta.
9. Levanta el peso en una espiración profunda completa contrayendo primero el perineo[14, 15] (*figuras 1.40 y 1.41*).

Levantar a un niño pequeño
ETAPAS

1. Estrecha el niño contra ti (*figura 1.42*).
2. Dobla las piernas.
3. Mantén la espalda recta.
4. Baja el sacro como en la postura de pie (*figura 1.2*).

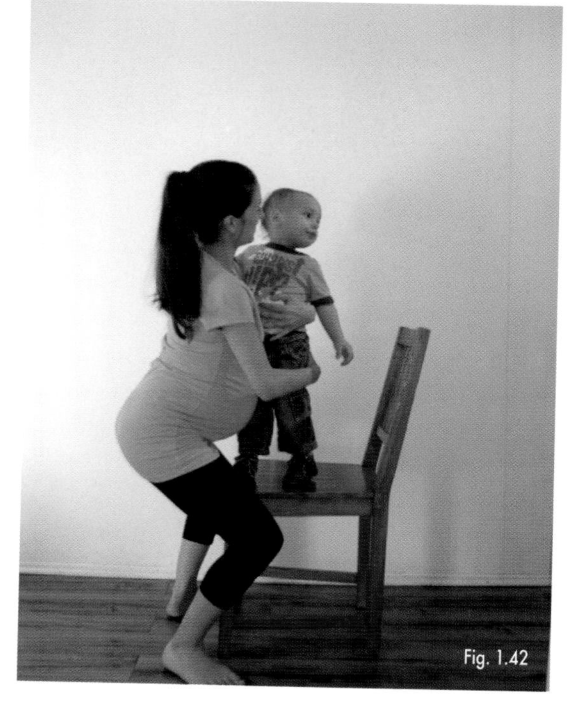
Fig. 1.42

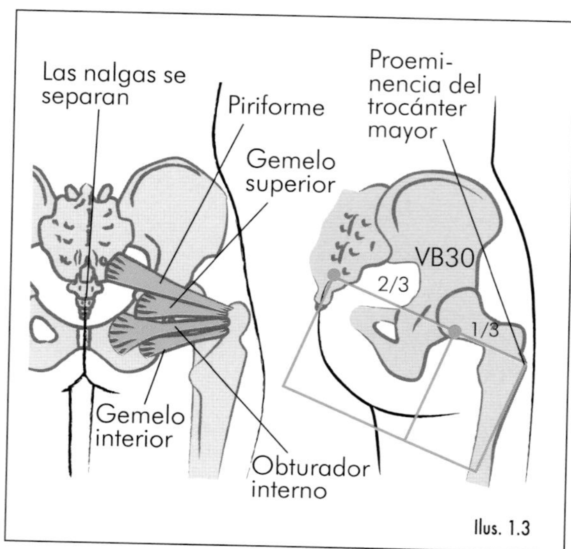

Ilus. 1.3

Músculos de las nalgas doloridos

Los músculos de las nalgas reciben una gran parte de las tensiones del área inferior del cuerpo. Para relajarlos, hemos recurrido al punto VB30 de la acupuntura (*ilustración 1.3*) a fin de dispersar estas tensiones acumuladas. Cuanto más sensible se manifieste la zona al tacto, más útil será el masaje.

Masaje de los músculos doloridos

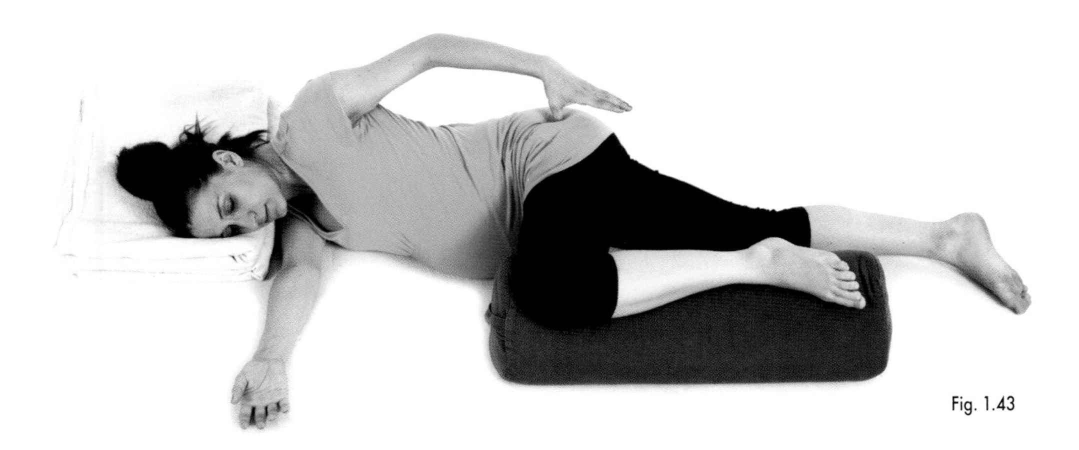

Fig. 1.43

ETAPAS

1. Acuéstate del lado derecho.
2. Estira la pierna derecha por debajo.
3. Dobla la pierna izquierda por encima.
4. Descansa el pie izquierdo detrás de la rodilla derecha.
5. Puedes colocar una almohada debajo de la rodilla izquierda.
   Localizar el punto VB30 (*ilustración 1.3*).

ETAPAS

1. Recorre con la mano plana el lado de la pierna, hasta que sientas la protuberancia del trocánter mayor, en la cabeza del fémur. Coloca el dedo pulgar justo encima de esta protuberancia.
2. Imagina el lugar de separación de las nalgas.
3. Imagina una línea entre estos dos puntos y sepárala en tres partes iguales.
4. El punto que corresponde a la primera parte, cerca del trocánter mayor, es el VB30.
5. Aplica una presión con el dedo durante treinta segundos.
6. Relájate.
7. Repítelo tres veces.

Si la estimulación es demasiado desagradable, masajea con la palma de la mano en lugar de con el dedo pulgar. Con las manos planas, haced grandes movimientos partiendo del VB30 y subiendo hacia las costillas (*figuras 1.44 y 1.45*) para bajar enseguida a lo largo de la pierna (*figuras 1.46 y 1.47*). Así, las tensiones se reparten en una superficie más grande sin causar molestias.

Para relajar este músculo puedes aplicar aceite chino a base de eucalipto, menta o bálsamo de tigre (rojo o blanco).

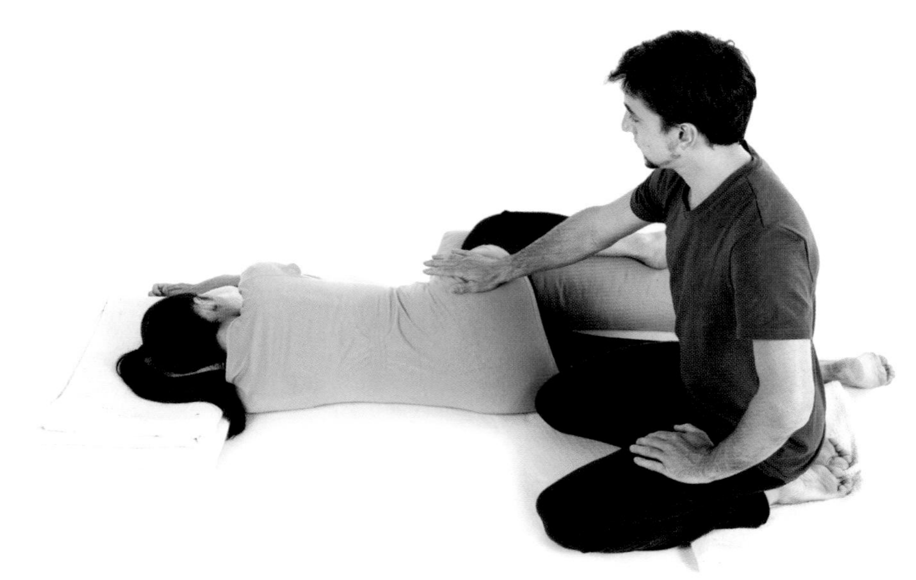

Fig. 1.44

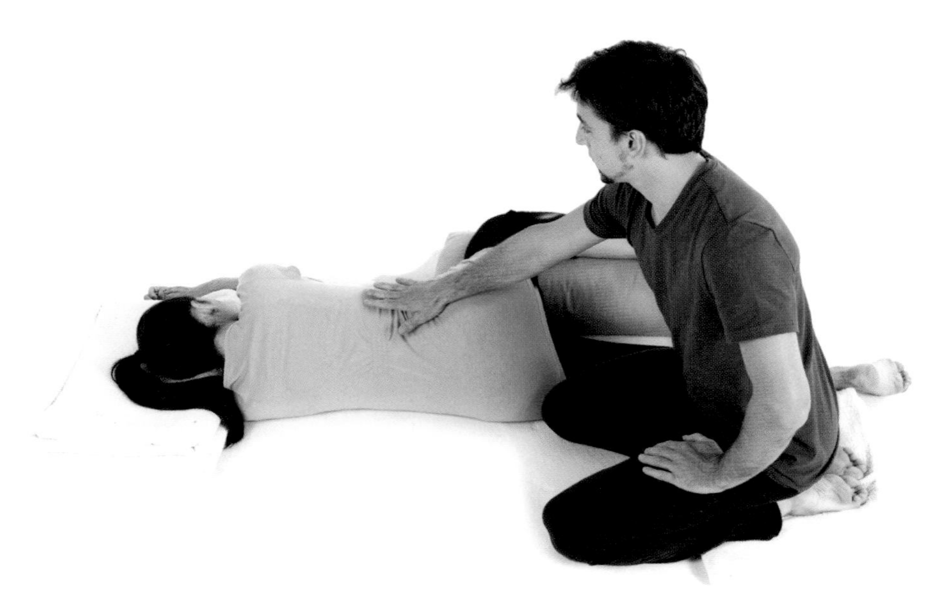

Fig. 1.45

Cuanto más sensible sea el VB30, más a menudo podrás masajearlo en profundidad durante unos minutos, todos los días si es posible. Este punto es de una gran ayuda para aliviar la parte inferior del cuerpo durante el embarazo y para mitigar el dolor durante las contracciones del parto. Consulta el capítulo 6, página 141, para más información.

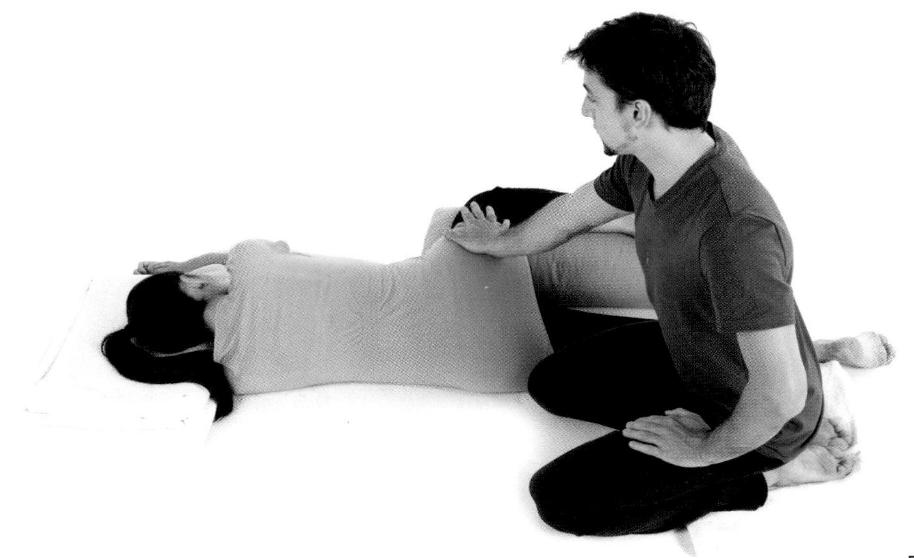

Fig. 1.46

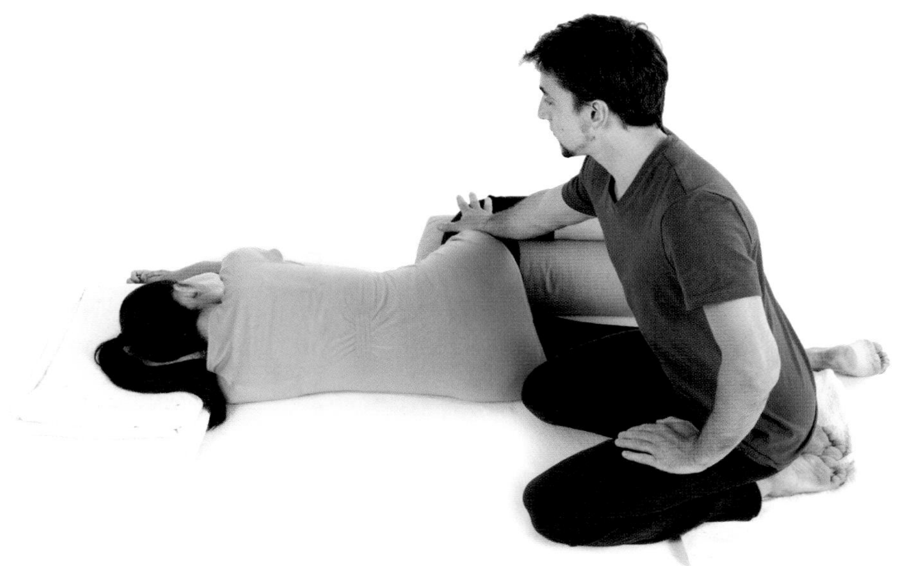

Fig. 1.47

El perineo tenso

El perineo es el conjunto de músculos que cierran la pelvis. Está compuesto por el perineo superficial, que comprende los músculos de los orificios (vulva, meato urinario y ano), y por el perineo profundo (*ilustración 1.4*), formado por músculos extremadamente resistentes que se oponen a las presiones hacia la parte inferior de los órganos y de las vísceras del abdomen. Actúa como la lona de un trampolín y está particularmente involucrado en el embarazo y en el parto.

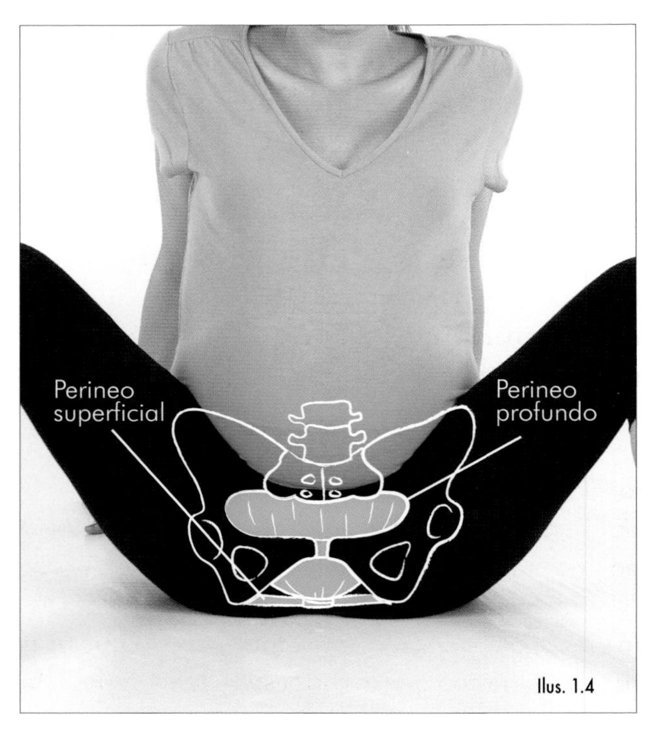

Ilus. 1.4

Un perineo profundo tenso aumenta los dolores durante el embarazo y el parto. El siguiente ejercicio te ayudará a tomar conciencia de la diferencia entre un perineo profundo tenso y un perineo profundo relajado. En el parto, relaja las nalgas y la lengua. Deja salir el aire sin resistencia.

ETAPAS

1. Adopta una posición sentada con la espalda recta (*ilustración 1.4*).
2. Contrae las nalgas en la espiración. Observa las sensaciones en tu vientre, en las nalgas, en el sacro y finalmente en el perineo. Es el perineo profundo tenso.
3. Para relajarlo, deja la lengua y las nalgas blandas. El vientre y el perineo permanecen flexibles, y el sacro respira.
4. Si tienes dificultad para sentir el perineo profundo, espira por la boca apretando los labios. La presión que sientes en la parte inferior de la pelvis corresponde a la contracción del perineo profundo, en reacción a la presión ejercida por la espiración.[16]
5. Para relajar el perineo, practica la misma espiración expulsando el aire por la boca y relajando los labios. Esta vez, relaja los músculos de las nalgas. La sensación en el perineo es menor (más nítida y menos desagradable), porque lo has relajado.

Durante el embarazo, crea un espacio en tu sacro practicando la postura de pie (*figura 1.2*). Esta postura evita las tensiones en el músculo piriforme y la compresión del nervio ciático. No tienes que sentir peso en el perineo excepto al final del embarazo, cuando el bebé empieza a descender hacia la pelvis o cuando se realiza un gran esfuerzo (vómitos, estornudos, tos). Consulta a tu profesional de la salud si necesitas ayuda.

El masaje de los músculos del perineo

Este masaje apunta a una parte del perineo superficial y a la parte inferior del perineo profundo que se puede sentir en la vagina. Ofrece un medio para preparar estos músculos para el estiramiento que se experimentará por la expulsión del bebé. También permite minimizar el riesgo de sufrir lesiones durante el parto y de dolor continuado en el periodo posnatal.[17]

Otro objetivo del masaje es estirar los músculos del suelo pélvico e insensibilizarlos para que podáis empujar sin que te moleste la sensación de quemazón ocasionada por la expulsión. Por último, el masaje permite a la madre conocer esta zona del cuerpo que muchas mujeres ignoran y no se atreven a tocar.

Para ser eficaz, el masaje se tiene que practicar de manera asidua, a partir de la semana treinta y dos o incluso antes.[18] Se lo puede aplicar la mujer a sí misma o bien su pareja. Basta con que los dos estéis de acuerdo. Durante el masaje, imagina los músculos que se relajan y repetíos mentalmente: «Abro el paso para mi bebé. Mi perineo es flexible y está relajado».

Este masaje de entre tres y cuatro minutos se puede practicar en un baño caliente, bajo la ducha o en la cama. Si tienes problemas para localizar el perineo y la abertura de la vagina, siéntate cómodamente en almohadones y, con la ayuda de un espejo, examinad las diferentes partes de la vulva. El masaje se realizará en la zona del perineo situada entre la abertura de la vagina y el ano (*ilustración 1.5*). Para ayudarte, utiliza aceite de almendras dulces, de coco, vitamina E o un lubricante natural.

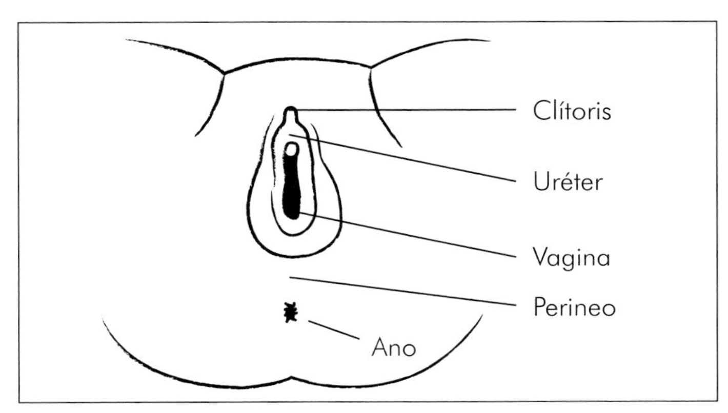

Ilus. 1.5

ETAPAS

1. Lávate las manos.
2. Lubrica el perineo y el borde inferior de la vagina.
3. Inserta el dedo índice y el corazón o el pulgar en el interior de la vagina (de 3 a 4 cm).
4. Haz semicírculos presionando en el suelo pélvico hacia el ano y los lados durante treinta segundos (*ilustración 1.6*).
5. Delicadamente, relaja la abertura al tiempo que presionas y estiras, con la ayuda del dedo índice y el corazón, hasta que sientas una ligera sensación de quemazón o de picor (*ilustración 1.7*).
6. Mantén esta presión y este estiramiento durante un minuto para que la zona se entumezca, es decir, se vuelva menos sensible. Podrás constatar los efectos después de dos o tres semanas de masaje.
7. Masajea el perineo durante treinta segundos haciendo movimientos circulares o de barrido (*ilustración 1.8*). Si es necesario, concentra tus movimientos en la cicatriz de una episiotomía anterior, ya que este tejido es menos elástico (*ilustración 1.9*).

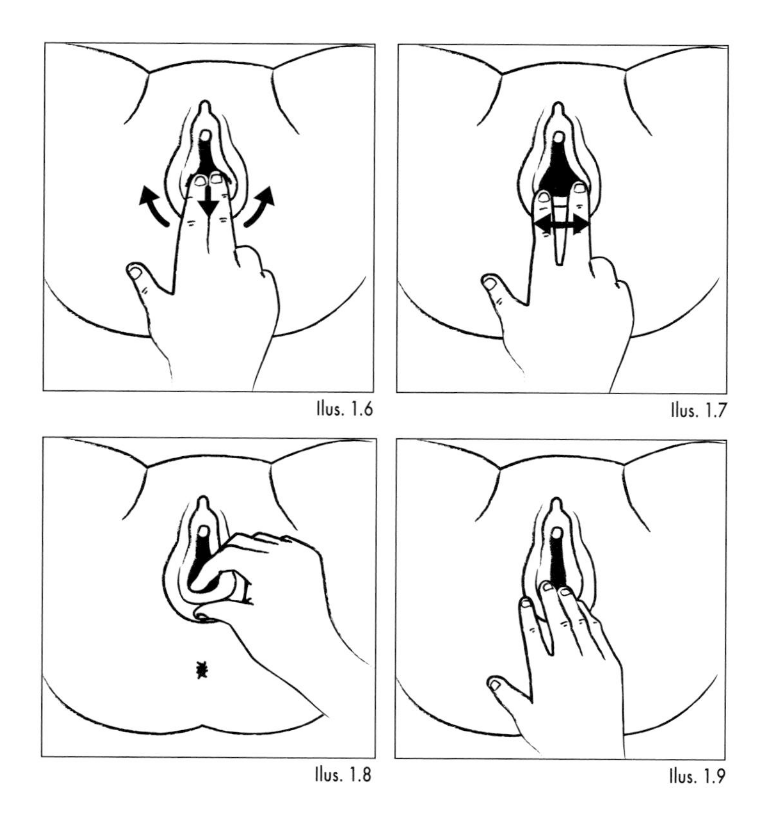

Ilus. 1.6

Ilus. 1.7

Ilus. 1.8

Ilus. 1.9

8. Lávate las manos y la vulva. Relaja los músculos de la cara, de la boca y de las piernas durante la práctica del masaje. Visualiza el perineo que se estira y repite mentalmente: «Abro el paso para mi bebé. Mi perineo es flexible y está relajado».

Contraindicaciones y ayudas

No practiques el masaje del perineo si has tenido lesiones o has sufrido herpes activo durante tu embarazo actual, o si tus membranas se han roto prematuramente. Consulta primero a tu profesional de la salud.

LA POSICIÓN DEL BEBÉ EN EL ÚTERO

La presentación óptima del bebé al principio del parto es cuando tiene la parte superior de la cabeza hacia abajo y la espalda está estirada contra la parte delantera de tu vientre (posición occipito-anterior, *ilustración 1.10*). Esta presentación óptima le permite flexionar la cabeza, meter la barbilla y atravesar los diferentes estrechos de la pelvis con la parte más pequeña de su cabeza. Colocado de esta manera, el parto empieza mejor, es menos intenso y de duración más corta.

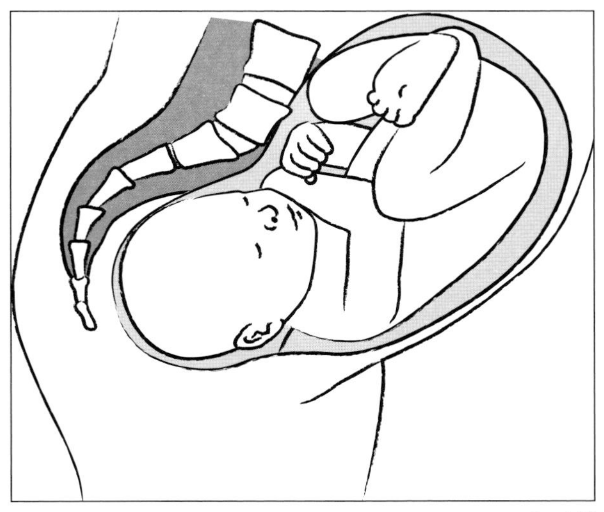

Ilus. 1.10

Algunos consejos para favorecer la posición óptima del bebé

- Practica las posturas de yoga todos los días, ya que es de esta manera como abres la pelvis, creando el espacio necesario para recibir al bebé. Cuando las articulaciones son flexibles y la pelvis es simétrica y está en el eje justo, es más fácil para el bebé colocarse de la manera óptima.
- Permanece activa y, sobre todo, practica las posiciones en las que el vientre esté en el vacío, lo que facilitará la rotación de la espalda del bebé (la parte más pesada de su cuerpo) hacia delante (*figura 1.48*).
- Evita el sofá. Siéntate más bien en el suelo, estirando la espalda (consulta la sección sobre las posturas sentadas, pág. 21).

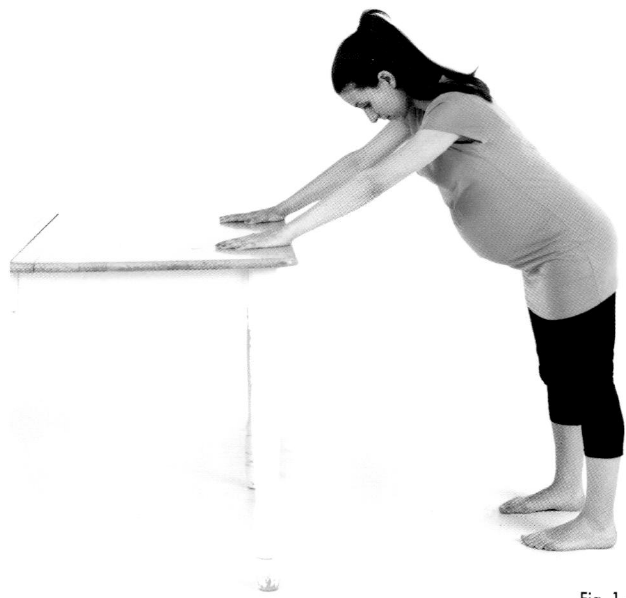

Fig. 1.48

- Evita dormir sobre la espalda, en la medida de lo posible.
- No cruces las piernas, ya que tiene el efecto de desequilibrar la pelvis y de cambiar el eje.
- Una vez que el bebé esté bien alineado en el eje de la pelvis, haz largas caminatas para mantenerlo en su lugar.

A pesar de estas precauciones, es posible que el bebé se presente en numerosas variaciones de la posición occipito-anterior. Las desviaciones más frecuentes son:

- La espalda del bebé contra la tuya (posición occipito-posterior).
- Las nalgas hacia abajo (presentación de nalgas).

Practica los siguientes movimientos, que según algunos estudios científicos, se han mostrado eficaces. Al mismo tiempo, sería prudente consultar a tu profesional de la salud (comadrona, médico, acupuntor, osteópata, obstetra...) que tendrá otras posiciones u opciones que proponerte.

Un bebé en posición occipito-posterior

A veces el bebé se sitúa con la cabeza hacia abajo, con su espalda contra la tuya (*ilustración 1.11*).

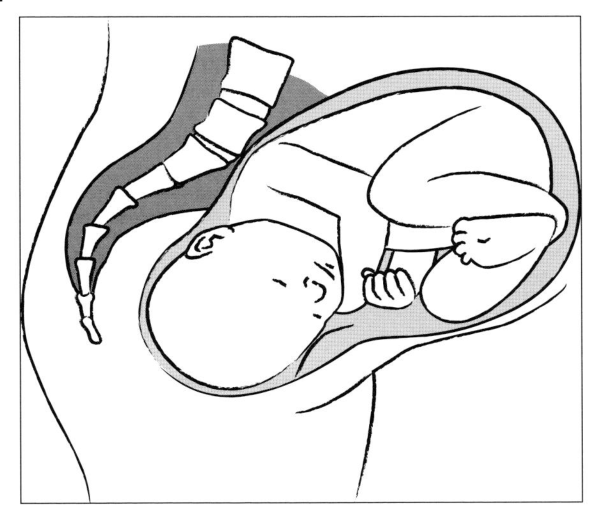

Ilus. 1.11

LA POSTURA A CUATRO PATAS

Para ayudar a un bebé en posición occipito-posterior a girar su espalda hacia tu vientre, colócate a cuatro patas y deja el vientre en el vacío (*figura 1.49*). Al mismo tiempo, practica ligeras oscilaciones de la pelvis.[19]

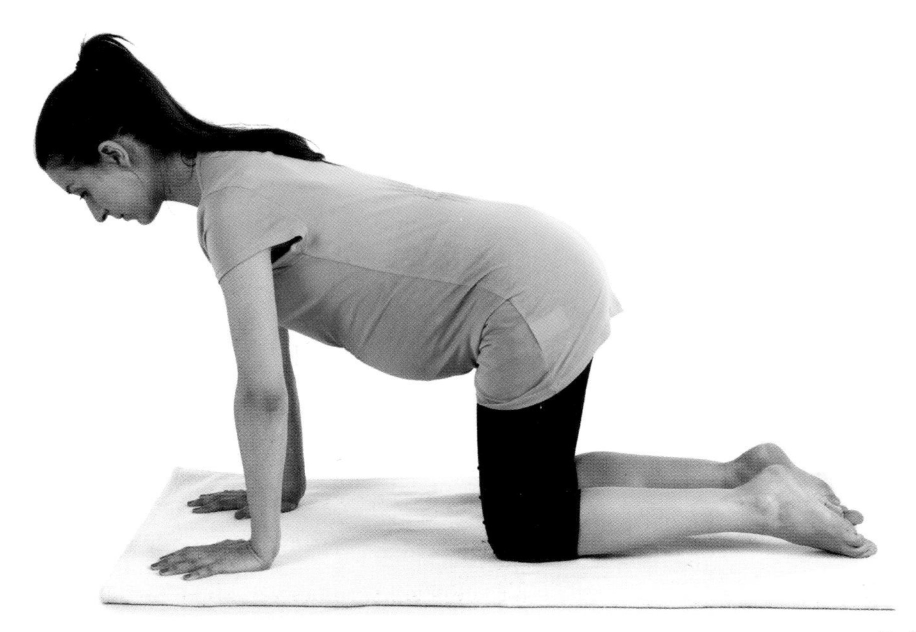

Fig. 1.49

Un bebé de nalgas

Alrededor de la semana treinta y seis, el bebé está a menudo situado con la cabeza hacia abajo. Si no lo está, la práctica de las siguientes posiciones permitirá liberar las nalgas del bebé de tu pelvis para facilitar la rotación de su cabeza hacia abajo. Estas posturas están contraindicadas para las mujeres que padezcan hipertensión y cuando el bebé ya tiene la cabeza situada hacia abajo.

LA POSTURA DE RODILLAS CON LA CABEZA EN EL SUELO Y LAS NALGAS LEVANTADAS

Varias investigaciones [20, 21] han demostrado que cuando la posición de rodillas con la cabeza en el suelo y las nalgas levantadas se practica tres veces al día durante quince minutos, a partir de la semana treinta y seis o de la semana treinta y siete, la probabilidad de hacer girar a un bebé de nalgas es mayor que la del grupo que no practica esta postura.

ETAPAS

1. Colócate de rodillas con los hombros cerca del suelo (*figura 1.50*).
2. Mantente en esta posición entre dos y cinco minutos.

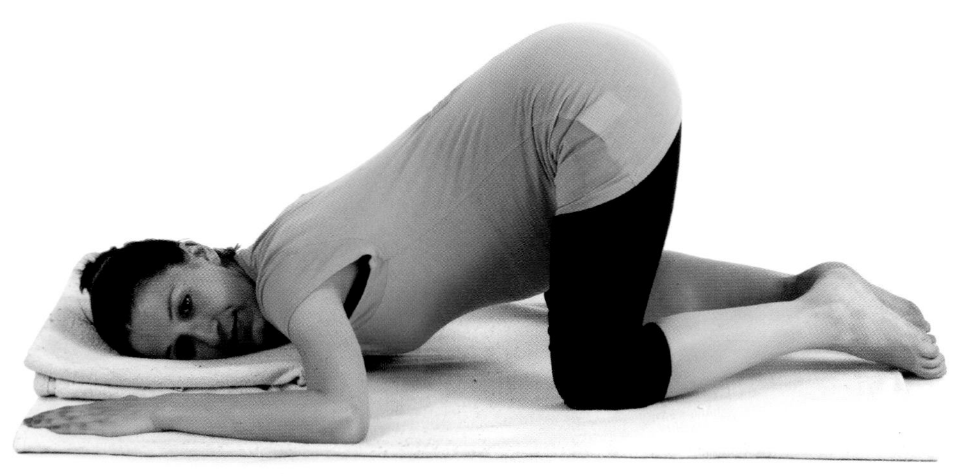

Fig. 1.50

LA POSTURA INVERTIDA, LOS PIES SOBRE UNA SILLA

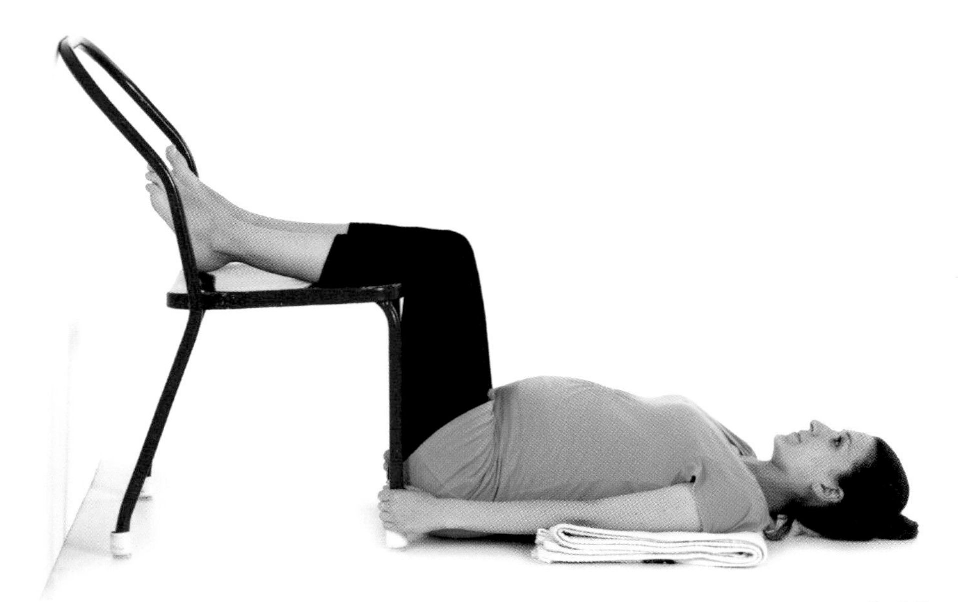

Fig. 1.51

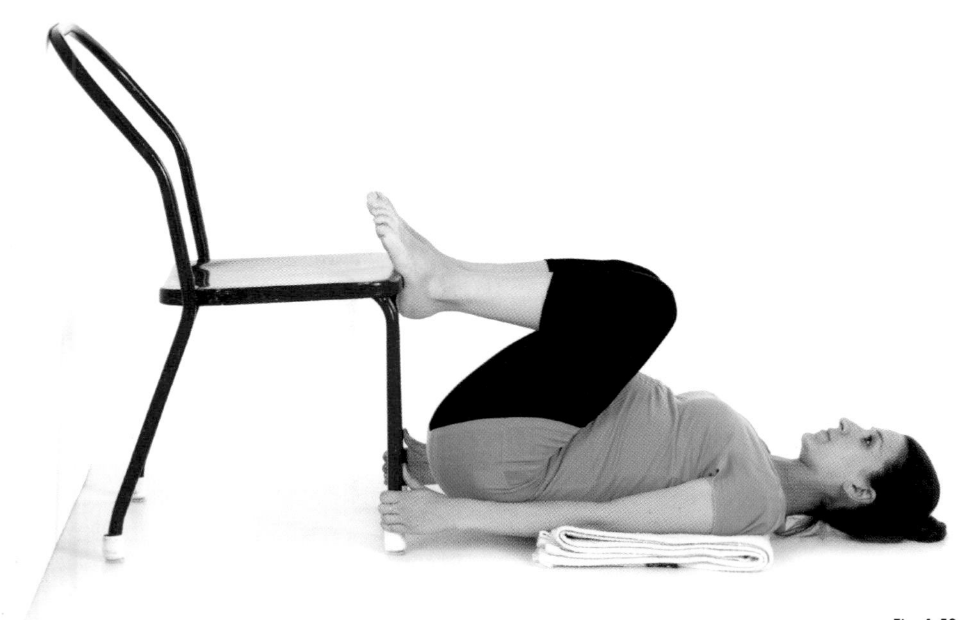

Fig. 1.52

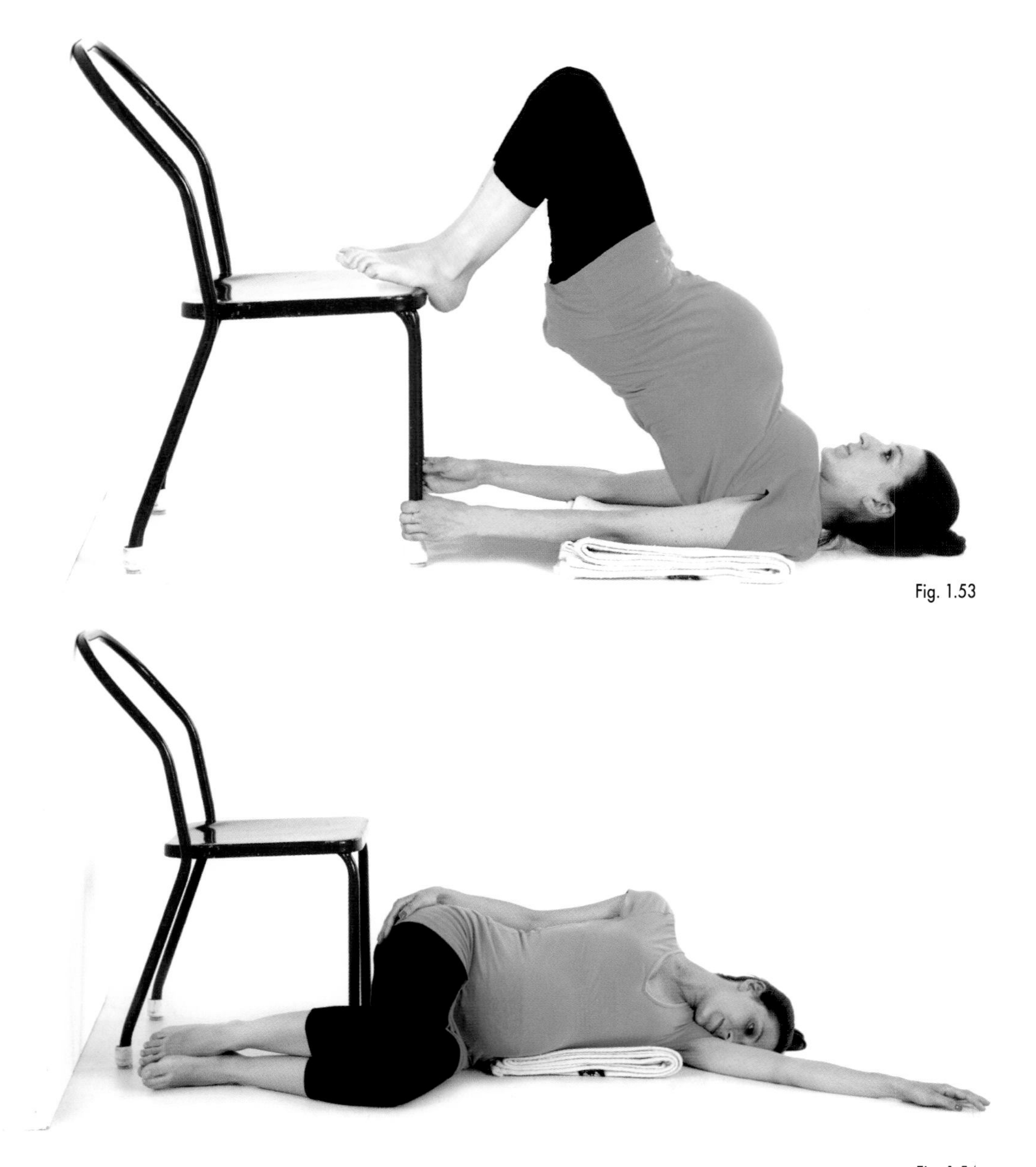

Fig. 1.53

Fig. 1.54

ETAPAS

1. Apoya el respaldo de una silla contra la pared.

2. Coloca una o varias mantas donde descansarán los hombros en el suelo. En posición final, la línea del cabello toca el borde de la manta.
3. Siéntate delante de la silla.
4. Coloca las pantorrillas en el asiento y acerca las nalgas a la silla.
5. Toma las patas de la silla con las manos y estira los brazos. Pon la parte superior del cuerpo en la manta (*figura 1.51*).
6. Coloca los pies en el extremo del asiento (*figura 1.52*).
7. Ajusta la distancia de las mantas para que el límite del cabello toque el borde de la manta. Si es necesario, gira sobre el lado y vuelve a empezar las etapas desde el principio.
8. Espira levantando la pelvis (*figura 1.53*).
9. Gira los hombros hacia fuera de manera que liberes el pecho.
10. Mantén la postura entre diez y quince segundos.
11. Baja lentamente la pelvis hacia el suelo, suelta la silla, levanta los brazos y gira sobre el lado (*figura 1.54*).
12. Haz una pausa sobre el lado antes de sentarte.

Los resultados se pueden manifestar en las tres semanas siguientes al inicio de la práctica de la postura.

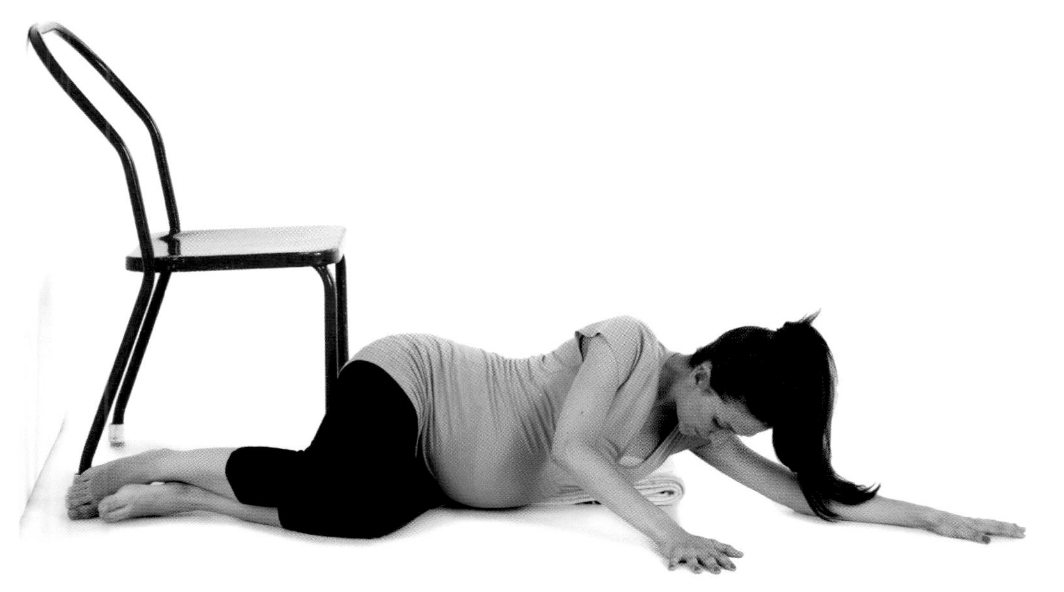

Fig. 1.55

EJERCICIOS PRÁCTICOS

Este es un encadenamiento de posturas de yoga con una duración aproximada de veinte minutos que te sugiero que realices diariamente. Practicadas con asiduidad, estas posturas son muy beneficiosas: mejoran tu calidad de vida aliviando el malestar y contribuyen a reducir las complicaciones durante el embarazo y el parto.

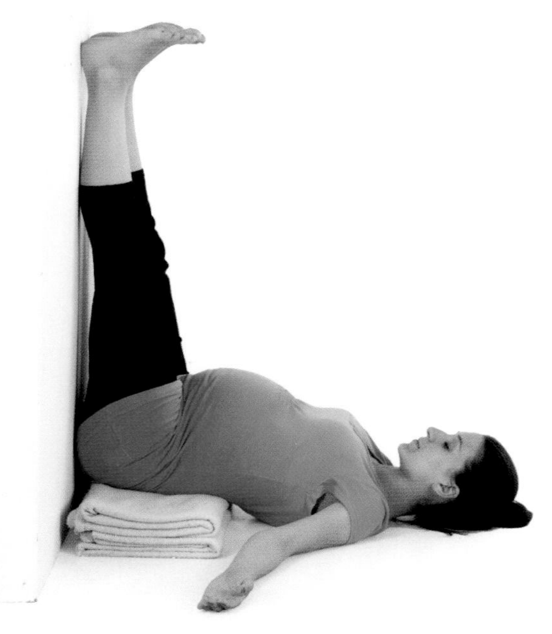

1. POSTURA ESTIRADA SOBRE LA ESPALDA, LAS PIERNAS EN LA PARED

(Viparita Karani Mudra)

(Véase la pág. 36)

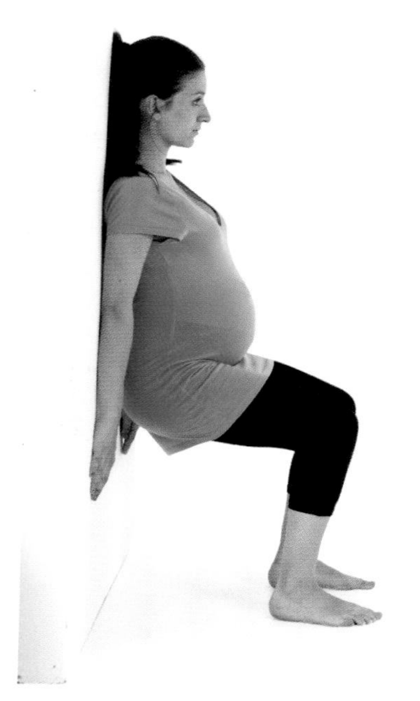

2. POSTURA DE LA SILLA APOYADA EN LA PARED

(Utkatasana)

(Véase la pág. 22)

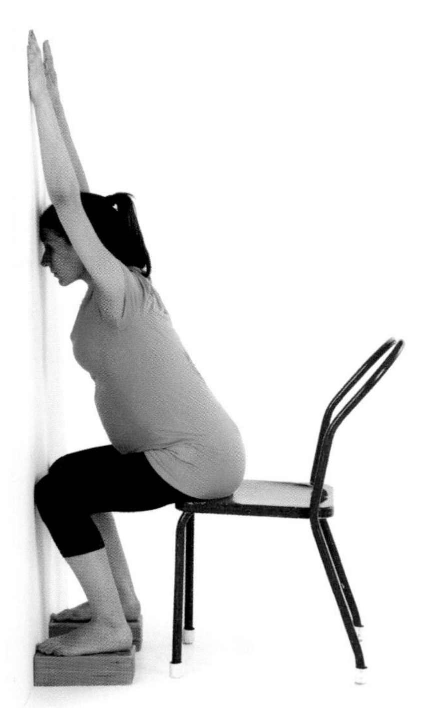

3. POSTURA SENTADA EN UNA SILLA APOYADA EN LA PARED
(Véase la pág. 21)

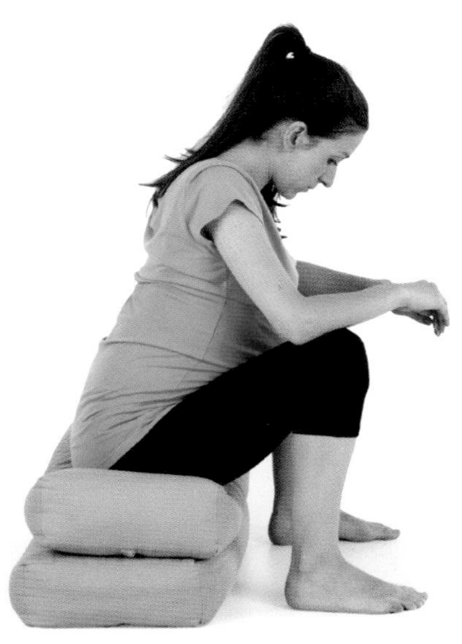

4. POSTURA EN CUCLILLAS
(Malasana)
(Véase la pág. 33)

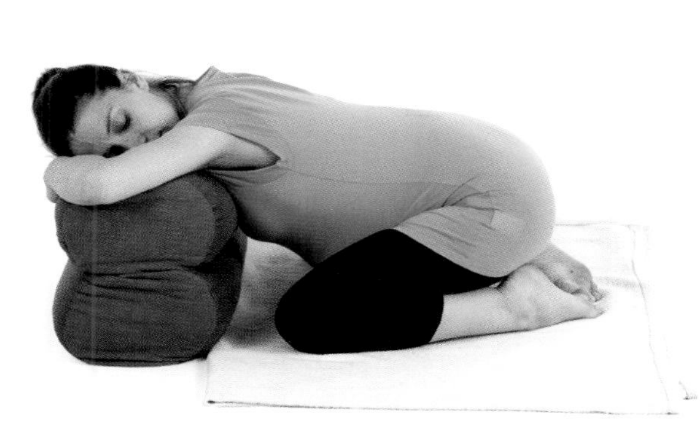

5. POSTURA DE RODILLAS APOYADA HACIA DELANTE
(Adho Mukha Virasana)
(Véase la pág. 31)

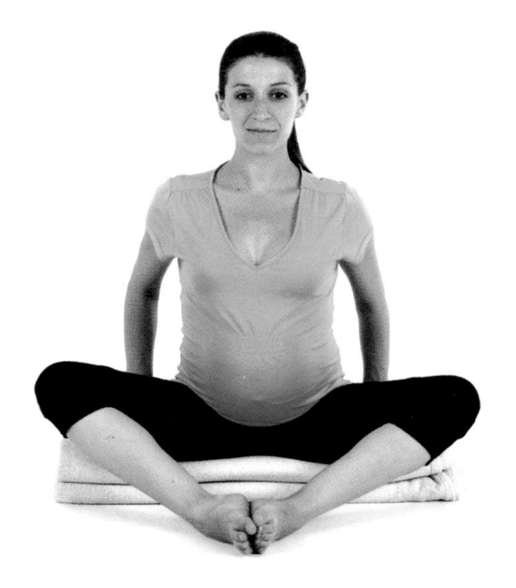

6. POSTURA SENTADA CON LAS PIERNAS EN MARIPOSA
(Badha Konasana)
(Véase la pág. 26)

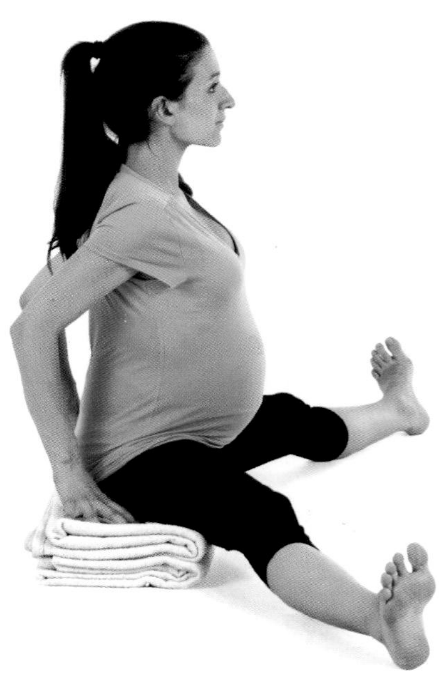

7. POSTURA SENTADA EN EL SUELO CON LAS PIERNAS SEPARADAS
(Upavishta Konasana)
(Véase la pág. 27)

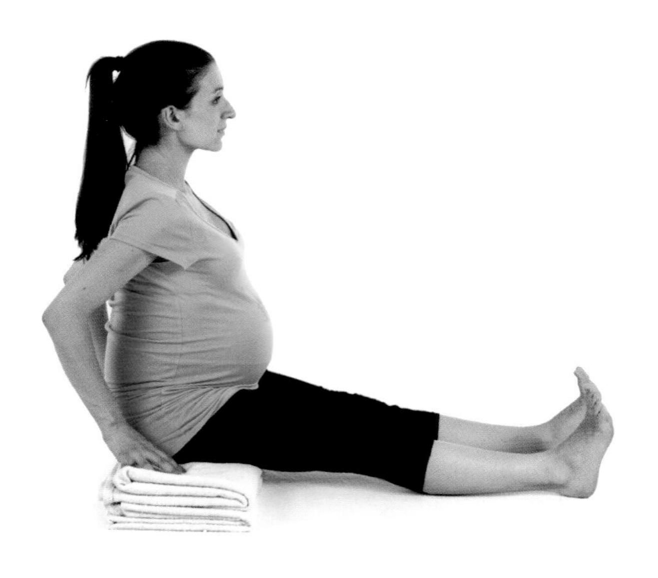

8. POSTURA SENTADA CON LAS PIERNAS ESTIRADAS
(Dandasana)
(Véase la pág. 24)

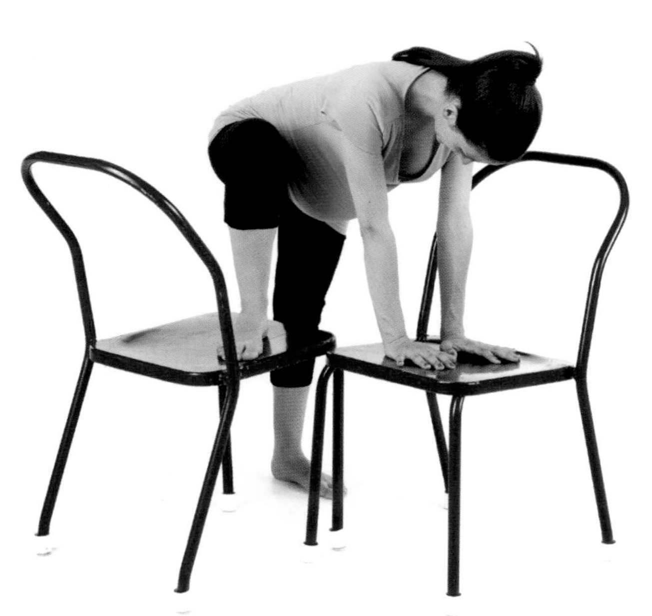

9. POSTURA DE PIE CON LA PIERNA EN EL LADO
(Marychyasana 1)
(Véase la pág. 19)

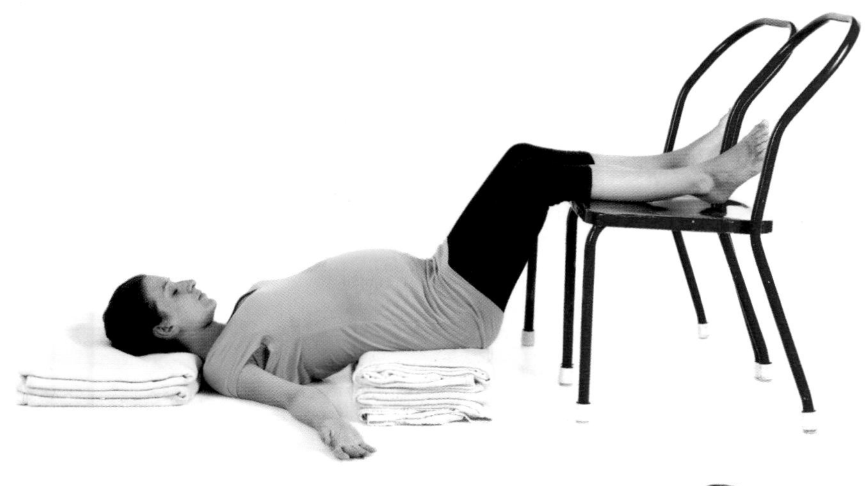

10. POSTURA ACOSTADA SOBRE LA ESPALDA
(Viparita Karani Mudra)
(Véase la pág. 38)

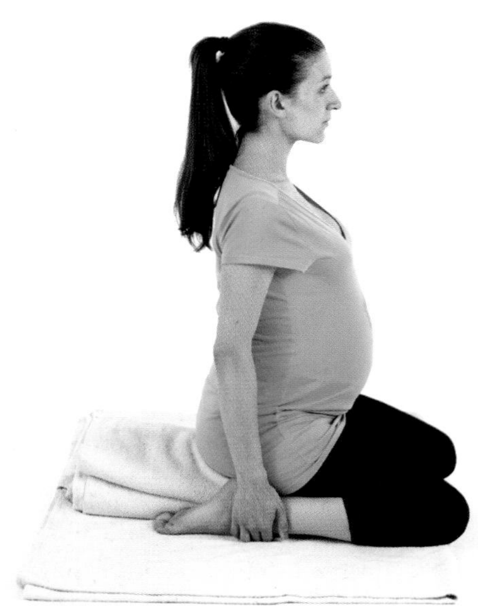

11. POSTURA SENTADA SOBRE LAS RODILLAS
(Virasana) (Véase la pág. 29)

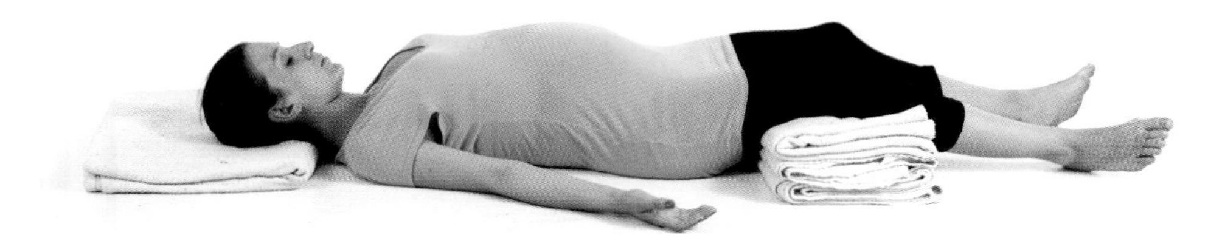

12. POSTURA DE RELAJACIÓN
(Shavasana) (Véase la pág. 40)

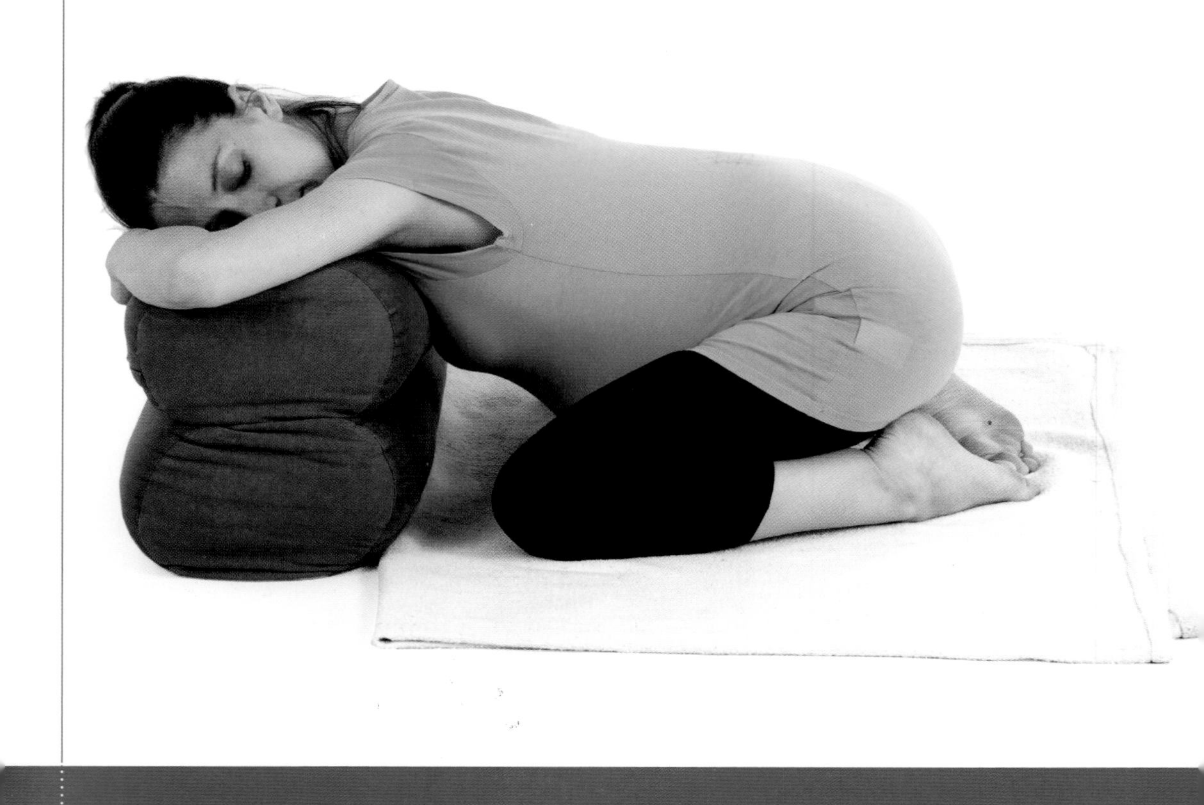

Capítulo 2

La modulación

LA MODULACIÓN DEL DOLOR

Dar a luz es un acontecimiento intenso, todo el mundo te lo dirá. Cuando se espera a un bebé, todo el mundo habla de su propia experiencia, y las historias que se escuchan no son siempre las más felices. Es el síndrome de la peluquería, dirían algunos. No obstante, el embarazo que tú vives es único y te pertenece. Tu experiencia estará influenciada por numerosos factores fisiológicos y psicológicos. Para mantenerte centrada en tu embarazo, elige y filtra las informaciones a las que estás expuesta.

Normalmente, el dolor preocupa. ¿Tendré los recursos necesarios para hacerle frente? ¿Por qué sufrir cuando existen soluciones farmacológicas que, la mayor parte del tiempo, alivian el dolor al 100%? Es verdad que las sensaciones intensas del parto son muy importantes.[22] Sin embargo, el nacimiento no se resume solo en estas sensaciones. Es un momento importante del que una mujer se acordará durante toda su existencia y, sobre todo, la oportunidad de descubrirse y activar recursos que a veces ignora. También es el principio de una relación de amor y acercamiento entre los padres y el recién nacido.

El fenómeno del dolor es fascinante, pero lo es más la capacidad que todos poseemos de modificar los intensos mensajes que nos transmite. El descubrimiento de mecanismos que modulan el dolor clarifica la manera en que las mujeres le hacen frente desde hace milenios.

Desde hace algunas décadas, se considera que un parto tiene éxito si la madre y su bebé están bien y si el parto es sin dolor. Ahora bien, para asegurar la supervivencia de nuestra especie a través del tiempo, además de un bebé y de una madre sanos, fue necesario asegurar el acercamiento entre ambos (ya que el nuevo ser exige muchos cuidados) y el éxito de la lactancia, que es a veces el único medio del que disponen las mujeres para alimentar a sus hijos. Así pues, cada gesto o intervención que se hace debe tener en cuenta su impacto potencial en estas tres áreas: la salud, el acercamiento y la lactancia. Por eso las medidas de comodidad no farmacológicas, debido a su eficacia, a su carácter seguro y a la ausencia de efectos indeseables, son importantes para las mujeres y sus bebés, ya que no alteran en nada el delicado equilibrio entre estas tres áreas.

Este capítulo se basa en cuatro principios:

1. Dar a luz es una experiencia intensa.
2. La mujer dispone en sí misma de todos los recursos necesarios para hacer frente a las sensaciones intensas.
3. Para activar eficazmente los mecanismos que permiten modular las sensaciones, son deseables una preparación y un apoyo adecuados. De hecho, estos mecanismos son, a menudo, desconocidos u olvidados y el contexto moderno en el que las mujeres dan a luz no los favorece.
4. Es posible que los mecanismos no sean suficientes para reducir las sensaciones intensas de las contracciones. En ese momento, los enfoques farmacológicos pueden ayudar.

Resumen del capítulo 2: la modulación del dolor

OBJETIVOS	MEDIOS
Entender la función de las sensaciones intensas durante el parto y el alumbramiento	◆ Conocimiento de los orígenes y de la utilidad de las sensaciones intensas del parto ◆ Conocimiento de los componentes del dolor
Familiarizarse con los mecanismos de modulación del dolor	◆ Conocimiento de descubrimientos recientes sobre la modulación del dolor
Entender por qué y cómo funcionan las técnicas para modular el dolor: posturas, respiraciones, masajes, relajación, imaginería mental, entorno, placebo, olores, música, apoyo	◆ Conocimiento de diferentes técnicas que sirven para modular el dolor

Entender el fenómeno del dolor ayuda a la mujer y a su pareja a hacer frente a las sensaciones intensas de las contracciones.

Antes de abordar las fuentes que permiten modular las sensaciones, veamos los factores que influyen en las que produce el parto, así como su origen y su utilidad.

EL DOLOR

Es beneficioso preguntarse sobre el sentido del dolor en el parto, ya que es lo que permite hacer frente a las propias preocupaciones, miedos, creencias y valores.

Reconocer que el dolor tiene un sentido y que desempeña una función durante el nacimiento influye en lo que se experimenta en este importante acontecimiento para la transición de una familia.

Las funciones del dolor

El dolor se define como «una experiencia física y emocional desagradable en relación con una lesión real o potencial».[23] De manera general, el dolor desempeña una función fundamental al protegernos de amenazas reales o potenciales. Nos avisa de que algo importante está ocurriendo y nos incita a buscar ayuda. El dolor está en el origen de la mayoría de las consultas médicas.

Al contrario que con otros tipos de dolor, las sensaciones fuertes que la mujer vive en el parto no significan una amenaza, un peligro, una enfermedad o una anomalía. La previenen más bien de que un acontecimiento extraordinario se prepara en su cuerpo y la incitan a ponerse a cubierto para encontrar un entorno seguro y apacible donde dar a luz. La obligan a detenerse y tomar conciencia de la importancia del acontecimiento que se avecina: traer al mundo a un ser humano.

El dolor también da informaciones valiosas sobre el progreso del parto. Cuando la mujer puede emitir sonidos y cambiar de posición a su manera, su comportamiento permite identificar la progresión del proceso. Cuando siente una presión desagradable en su cuerpo, busca situarse de otra manera. Este ajuste a menudo es útil para ayudar al bebé a atravesar los diferentes estrechos y pasajes de la pelvis que le dirigirán hacia el mundo exterior. Sin la ayuda de la farmacología, se puede manifestar[24] el reflejo de la expulsión del feto. Estas sensaciones nítidas e intensas que siente la madre en ese momento preciso son las que la guían en sus esfuerzos de expulsión.

Una mujer que hace frente a sus contracciones eficazmente, utilizando sus recursos interiores, siente una gran satisfacción que refuerza su sentimiento de competencia y su confianza para hacer frente a los desafíos de ser madre.[25]

En medicina, a veces uno se documenta con la cascada negativa de problemas –estrés, miedo, ansiedad, dolor, disminución de las sensaciones, etc.– y de intervenciones obstétricas que pueden precisarse cuando el dolor se gestiona mal –anestesia epidural o analgésicos, hormonas sintéticas, fórceps, ventosas, episiotomía, etc.–. Por el contrario, se puede experimentar una cascada positiva cuando la mujer y su pareja preparan y viven un parto en el que tienen la percepción de haber dado lo mejor de sí mismos. Se podría describir de la manera siguiente: una pareja de futuros padres preparados viven juntos el parto, hacen frente a las contracciones utilizando varios mecanismos endógenos, se sienten «actores» y no «observadores» del nacimiento, están orgullosos de ellos mismos y del otro, albergan un sentimiento de eficacia personal aumentada (autoestima), lo que tiene el efecto de reforzar su relación y su capacidad de ser buenos padres.

El origen del dolor

Aunque es verdad que el miedo aumenta las sensaciones intensas del parto, es importante precisar que hay otros factores fisiológicos sin relación con el miedo que están en el origen de estas sensaciones. Durante la primera etapa del parto, la dilatación del cuello del útero, el estiramiento del segmento inferior del útero y las presiones sobre las estructuras adyacentes activan las fibras responsables de las sensaciones potencialmente dolorosas.[26] Aquí, el trayecto que sigue el mensaje probablemente doloroso es típico de un «dolor trasladado», es decir, un dolor que se manifiesta en el lugar de donde emana y también en otros lugares.

El útero es una víscera es relativamente insensible; un estiramiento importante causa no solo dolor en este órgano, sino un dolor trasladado, que corresponde a las superficies del cuerpo relacionadas con los segmentos nerviosos que entran en la médula al mismo nivel que los del útero. Al no saber distinguir la procedencia de estas señales, el cerebro envía mensajes dolorosos a todas las superficies que corresponden a estos segmentos nerviosos. Esto es lo que explica la sensación intensa que luego se hace sentir en la parte inferior del vientre y en la parte inferior de la espalda, durante una contracción.

Durante la segunda etapa del parto, las sensaciones intensas están causadas por la tracción de la pelvis, por los estiramientos de los músculos del perineo y de la cavidad pélvica y por último por la fuerte presión en las raíces de los nervios de la zona lumbar. La percepción de estas sensaciones es rápida y localizada, sobre todo en las regiones del perineo y del ano, en la parte inferior del sacro, en los muslos y en las partes inferiores de las piernas.

A diferencia de otros tipos de dolor, el relacionado con las contracciones generalmente no indica la presencia de una patología. La fuerza de la contracción no «rompe» nada en el interior del cuerpo. Más bien sirve de guía para hacer progresar el parto y actúa con las demás herramientas del cuerpo para adaptarse al proceso fisiológico.

Los factores que influyen en la percepción del dolor

El miedo y la ansiedad se cuentan entre los factores que influyen más en la experiencia del dolor. Un buen conocimiento de los mecanismos asociados al desarrollo fisiológico del parto y del alumbramiento reduce los miedos y las angustias, y por ello las sensaciones dolorosas. Cuando la madre se siente protegida y segura, se deja ir y se abandona a las contracciones, lo que facilita su trabajo.

Además, la presencia continua de una pareja preparada a su lado contribuye a tranquilizarla y a aliviarla.[27, 28] Cuanta más confianza tenga en sus habilidades para hacer frente al parto, mejores serán sus reacciones.[29, 30] El apoyo de una *doula*[31] (acompañante profesional), de una persona cercana o del personal sanitario (médicos, comadronas, enfermeras) que proporciona una amplia gama de herramientas tiene el mismo efecto positivo sobre la madre. Los investigadores han demostrado que el apoyo continuo, físico, emocional y moral contribuye a mejorar la satisfacción de la madre y el resultado del nacimiento[32] (reducción de las cesáreas, fórceps, ventosas, analgésicos, syntocinon, etc.).

La preparación prenatal que comprende la preparación física, emocional y psicológica desempeñará una función importante en la descodificación y la percepción de las sensaciones en el momento del parto.

¿Eliminar el dolor o hacerle frente?

En general, los profesionales de la salud que giran alrededor de la mujer en el parto son benevolentes. Además de intervenir para favorecer la salud y la seguridad de la madre y del niño, desean aliviar a la mujer de su dolor. Este modelo médico se basa en la eliminación del dolor, teniendo en cuenta que el dolor no es útil y que la satisfacción de la madre depende de él. De hecho, según este modelo, si el bebé y la madre tienen buena salud y la mujer no ha sentido dolor, forzosamente estará satisfecha de su parto. Sin embargo, las investigaciones demuestran que la satisfacción de la mujer en el parto depende de cuatro factores:

- Su relación con el personal sanitario.
- La cantidad de apoyo que reciba por parte de ellos en el momento del parto y del alumbramiento.
- Su participación en las decisiones.
- Que tengan en cuenta sus deseos referentes al nacimiento de su hijo.[33]

Si desea experimentar diferentes opciones para hacer frente a sus intensas sensaciones (baño, masajes, posturas, respiraciones) y no lo logra, estará verdaderamente decepcionada, aunque no haya sentido nada. Los científicos proponen reemplazar el paradigma de «eliminar el dolor» por el de apoyar a las mujeres para que «hagan frente a su dolor».[34] De todas formas, no hay duda de que la madre sufre, y un dolor demasiado intenso y que dura demasiado tiempo puede afectarle a ella y a su bebé,[35] así como al desarrollo del parto.[36, 37]

El sufrimiento es la incapacidad de activar los propios medios para aliviar el dolor o la insuficiencia de medios para hacer frente a la situación.[38] Vivir las sensaciones, emitir sonidos, moverse y respirar fuerte no indican forzosamente una angustia anómala.

Para prevenir el sufrimiento, utilizamos el modelo circular del dolor del doctor Serge Marchand como herramienta para descodificar las sensaciones intensas que vive la mujer en el parto.

El modelo circular del dolor

El modelo circular del dolor[39] del doctor Serge Marchand ilustra los componentes del dolor y sus interrelaciones.

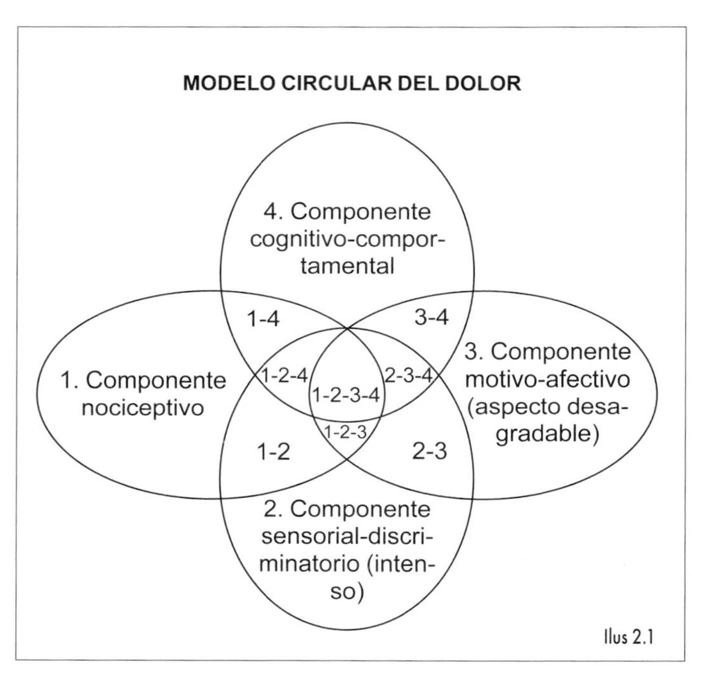

Ilus 2.1

El dolor implica al menos cuatro componentes:

1. El **componente nociceptivo** es la lesión real o potencial. No está presente siempre, ni tiene por qué ser conocida. En el caso del parto, consiste en el estiramiento del cuello del útero, de los ligamentos, de los músculos, de las estructuras y de los tejidos, aunque no haya lesiones propiamente dichas.
2. El **componente sensorial-discriminatorio** (físico) permite sentir la intensidad y el umbral del dolor. Se puede modular por diferentes procedimientos como los masajes dolorosos y no dolorosos, el movimiento, los baños y la farmacología (la epidural, por ejemplo).
3. El **componente motivo-afectivo** (psicológico) permite juzgar el aspecto desagradable (desapacible) del dolor. Aunque este componente esté relacionado con el compuesto fisiológico, es más fácilmente modificado por técnicas psicológicas.[40] La desviación de la atención, el apoyo, las emociones, la relajación, los olores, la autohipnosis y los pensamientos, entre otros medios, modulan el aspecto desagradable

del dolor. Es gracias a este componente por lo que se sabe si la persona «sufre» o si está «haciendo frente» a su dolor.

La intensidad y el aspecto desagradable del dolor vienen determinados por vías nerviosas separadas y distintas. Así pues, un mismo dolor se puede percibir como muy intenso pero poco desagradable, o al contrario. El dolor asociado a un acontecimiento feliz, como el nacimiento, es a menudo más intenso que desagradable.[41] Las parturientas que hacen frente a sus sensaciones te dirán que lo que sienten es muy intenso (componente 2), pero que están bien (componente 3: aspecto desagradable). Una mujer que ya no siente las contracciones gracias a la epidural siendo que había proyectado vivir sus contracciones podría aliviarse de la intensidad del dolor (componente 2), pero vivir un dolor emocional desagradable (componente 3).

4. El **componente cognitivo-comportamental** es la manera en que la persona experimenta su propia experiencia del dolor. Este componente está fuertemente influenciado por los factores culturales. La familia aparece sin duda como la fuente más importante de condicionamiento frente al dolor. La memoria de las experiencias dolorosas pasadas (la nuestra o la de nuestra madre, por ejemplo), las reacciones emotivas socialmente correctas, la comprensión del dolor y los medios de hacerle frente son facetas condicionadas por nuestro entorno cultural. Si se quiere saber cómo una mujer vive sus contracciones, su comportamiento puede ser engañoso, ya que traduce los condicionamientos aprendidos, influenciados por su cultura, su experiencia y su entorno. Por ejemplo, las aborígenes se expresan poco durante el parto, ya que en su cultura el hecho de gritar aleja el espíritu del bebé que quiere encarnarse.

Así pues, hay que evitar suponer el dolor o cuantificar las sensaciones que vive la mujer, y más bien pedirle que las evalúe.[42] Como es una percepción, solo la mujer que está de parto puede decir si se encuentra bien o no.

Así pues, el modelo circular del dolor sugiere dos conceptos:

1. Los componentes no están todos forzosamente presentes cuando hay dolor.
2. Se puede actuar en cada uno de estos componentes por diferentes técnicas.

A veces **están presentes los cuatro componentes del dolor**, por ejemplo, en el caso de una herida (componente 1) que provoca un dolor intenso (componente 2), desagradable (componente 3) y que se expresa por medio de lloros (componente 4). Si esta herida se produce durante un partido importante de las eliminatorias de la copa

Stanley, durante el cual el jugador está absorbido por el juego, tal vez estamos ante una lesión (componente 1) que no provoca ni dolor intenso (2), ni desagradable (3), ni de comportamientos tales como los llantos (4). Al final del juego, cuando la atención del jugador ya no está absorbida por el partido, los demás componentes saldrán a la superficie (2, 3 y 4). Cuando se pierde a un ser querido, aunque no haya lesiones (1), se vive un dolor que es a menudo intenso y desagradable, y uno se comporta gesticulando y llorando (2, 3 y 4).

LAS TRES TÉCNICAS NO FARMACOLÓGICAS QUE ALIVIAN EL DOLOR DURANTE EL PARTO Y EL ALUMBRAMIENTO

Desde hace milenios, se emplean numerosas técnicas no farmacológicas para aliviar el dolor. Gracias a los avances de los conocimientos científicos, ahora es posible explicar cómo estas diferentes técnicas funcionan para reducir el dolor.

Aquí están los tres mecanismos no farmacológicos capaces de transformar la percepción del dolor[43].

1. La estimulación no dolorosa de la zona dolorosa.
2. La estimulación dolorosa de otro sitio que no sea la zona dolorosa.
3. El control del sistema nervioso central por el pensamiento y la mente.

Las evaluaciones científicas de las técnicas no farmacológicas demuestran que son seguras y pueden aliviar el dolor en diferentes grados.[44] Como la eficacia varía de una persona a otra, es conveniente aprender más sobre estas técnicas a fin de disponer de herramientas valiosas durante el embarazo y el parto.

Tabla 2.1 Las técnicas no farmacológicas para aliviar el dolor

TRES MECANISMOS PRINCIPALES	TÉCNICA	ACTIVACIÓN DEL MECANISMO	EFECTOS SOBRE LOS COMPONENTES	DURACIÓN DEL EFECTO
• Estimulación no dolorosa de la zona dolorida • Practicar entre y durante las contracciones	• Masaje ligero • Baño-ducha • Posturas/ Deambulación • Balón • Compresa caliente o fría • Yoga	• Gracias al masaje ligero de la zona dolorida, las fibras indoloras bloquean en la médula una parte de las fibras que transmiten los mensajes de dolor	• Funciona sobre la única zona que se estimula • Modula sobre todo la intensidad del dolor	• Sobre todo durante la estimulación

Tabla 2.1 Las técnicas no farmacológicas para aliviar el dolor

TRES MECANISMOS PRINCIPALES	TÉCNICA	ACTIVACIÓN DEL MECANISMO	EFECTOS SOBRE LOS COMPONENTES	DURACIÓN DEL EFECTO
• Estimulación dolorosa de otro sitio que no sea la zona dolorida • Practicar durante toda la duración de la contracción	• Masaje doloroso • Acupresión • Inyección de agua esterilizada • Acupuntura • Hielo	• La estimulación dolorosa desencadena la secreción de endorfinas que ahogan el dolor y solo dejan una sensación dolorosa en la zona estimulada	• Funciona en todas las zonas doloridas del cuerpo, a excepción de la zona estimulada • Modula sobre todo la intensidad del dolor	• Durante y después de la estimulación
• El control del sistema nervioso central por el pensamiento y la mente • Practicar entre y durante las contracciones	• Apoyo continuo • Estructuración del pensamiento • Respiraciones • Relajación • Imaginería mental • Creencia en la técnica (placebo) • Entorno • Olores/aromaterapia • Música	• El dolor se modula a partir de estructuras del cerebro responsables de la memoria y de las emociones	• Funciona sobre todas las zonas del cuerpo • Modula sobre todo el aspecto desagradable del dolor	• Sobre todo durante y después de la práctica

La estimulación no dolorosa de la zona dolorida

Gracias al masaje ligero de la zona dolorida, las fibras no dolorosas bloquean en la médula una parte de las fibras que transmiten los mensajes de dolor.[45] De esta manera, la percepción de la intensidad del dolor en el punto donde se sufre se reduce. La estimulación ligera del sitio dolorido se puede realizar mediante un masaje ligero, un chorro de aire (soplar en la herida), agua tibia agradable (tomar un baño o una ducha), calor o frío y deambular (moverse y desplazarse).

Masaje ligero

Una estimulación ligera del lugar dolorido transforma la percepción de las sensaciones de este lugar (*figura 2.1*). Se utiliza sobre todo entre las contracciones y si es necesario durante ellas.

El baño o la ducha

El baño se considera la epidural de las comadronas de Quebec. Permite a la mujer relajarse, flotar, moverse libremente y reducir así las hormonas del estrés que inhiben las contracciones.[46, 47] Es una técnica segura, tanto para la madre como para el bebé,[48] que se puede utilizar durante la fase de dilatación (primera etapa) y durante la expulsión (segunda etapa). La temperatura del agua tiene que ser equivalente a la del cuerpo de la madre y, en la medida de lo posible, el vientre tiene que estar sumergido. Se pueden alquilar bañeras portátiles.

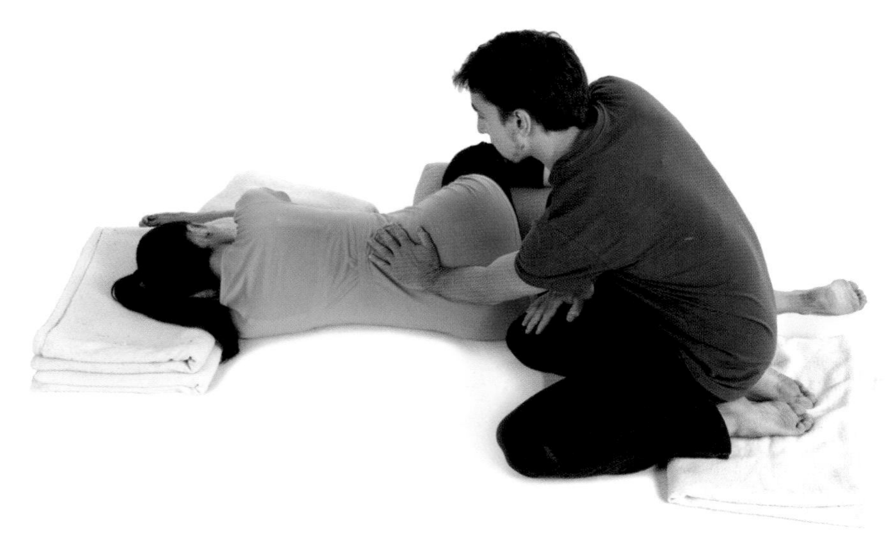

Fig. 2.1

Compresas tibias o frescas

Las compresas tibias o frescas aplicadas en la zona dolorida bloquean una parte de los mensajes intensos que se devuelven al cerebro. Se utilizan durante y entre las contracciones.

El yoga y la deambulación

La práctica de diferentes posiciones durante el parto (capítulos 1 y 5) reduce las sensaciones intensas, aumenta la eficacia de las contracciones y facilita el descenso del bebé en la pelvis, lo que hace que el parto sea más fácil y menos largo.[49, 50, 51, 52] Las posturas propuestas en el capítulo 1 preparan el cuerpo de la mujer para el parto mientras que las del capítulo 5 ayudan a utilizar el movimiento para aliviarla.

La estimulación dolorosa de otro sitio diferente a la zona dolorida

En la Grecia antigua, se utilizaban la anguilas para aliviar diferentes tipos de dolor,[53, 54] como el de la gota, el del reumatismo y el dolor de cabeza. Se colocaba la anguila en la zona dolorida y la descarga eléctrica que recibía el paciente producía un alivio inmediato que persistía después de la estimulación.

Esta técnica crea una estimulación dolorosa (por masaje profundo, acupuntura, inyección u otros) en un sitio a veces alejado de la zona dolorida activando ciertas neuronas e inhibiendo otras simultáneamente.[55, 56] Liberando endorfinas (una morfina interna segregada por el organismo), el cuerpo inhibe el dolor de todos los lugares, excepto el que se ha sometido a la estimulación dolorosa, produciendo un alivio que funciona durante un periodo de tiempo más largo que la estimulación. Este mecanismo no tiene ningún efecto secundario e incluso alivia dolores que se resisten a los analgésicos convencionales. Modula el dolor disminuyendo parcialmente su intensidad.

Las principales técnicas que forman parte de este mecanismo son la acupresión (masajes dolorosos), la acupuntura, la aplicación de hielo y la inyección de agua esterilizada.

La acupresión

La acupresión es un masaje profundo (doloroso) de zonas reflejas de acupuntura.[57, 58] Este enfoque combina dos mecanismos para facilitar el trabajo del parto: los beneficios de la medicina china (reducir el dolor y favorecer un parto eficaz) y la liberación de endorfinas gracias a la creación de un segundo dolor.

Durante toda la duración de la contracción, gracias a un masaje profundo e intenso, se estimulan ciertos puntos de acupuntura de la parte inferior de la espalda, de las nalgas, del pie, de la mano y de la pierna de la mujer que está de parto (*capítulo 6*).

La acupuntura

La acupuntura recurre a la estimulación de puntos precisos para aliviar el dolor. Esta estimulación es dolorosa y a veces se aplica en un área alejada de la zona dolorida. La estimulación, que es de corta duración, puede producir un alivio que persiste hasta más allá del periodo de la estimulación.[59]

El hielo

La aplicación de hielo es un medio fácil para crear una segunda estimulación dolorosa en cualquier parte del cuerpo durante la contracción. Basta que la sensación percibida con el hielo sea fuerte.

Las pápulas de agua esterilizada

La inyección de cantidades muy pequeñas de agua esterilizada en la parte inferior de la espalda constituye un excelente medio para reducir la intensidad del dolor.[60] Así pues, se trata de crear pequeñas pápulas (bolsas) justo bajo la piel.

El agua esterilizada la tiene que inyectar un profesional de la salud durante una contracción, para provocar un segundo dolor. Dos inyecciones alivian de noventa a ciento veinte minutos y actúan en todas las partes doloridas del cuerpo. Se repiten cuando el efecto de las endorfinas se desvanece. Nos referimos a esta técnica después de haber puesto en práctica las otras medidas no farmacológicas, debido a la sensación intensa y desagradable de las inyecciones, que no dura más que unos segundos.

Con este segundo mecanismo, la segunda estimulación intensa se crea siempre **durante** las contracciones.

El control del sistema nervioso central por el pensamiento y la mente

Las técnicas de concentración mental permiten modular los mensajes de dolor e inhibir las reacciones fisiológicas y psicológicas.

El control del sistema nervioso transforma la percepción del dolor; desempeña una función predominante en la gestión del dolor. La transformación de la percepción dolorosa da lugar a los siguientes fenómenos:

- Una modificación del mensaje.
- La liberación de endorfinas.

En los centros superiores del cerebro, los mensajes de dolor establecen relaciones directas e indirectas con otras regiones cerebrales que están asociadas estrechamente a la memoria y a las emociones. Por consiguiente, las imágenes y los mensajes que se encuentran allí influyen en la manera en la que se percibirá el aspecto desagradable del dolor.

Las técnicas que se refieren a este mecanismo se basan notablemente en el apoyo físico y emocional, la estructuración del pensamiento, el placebo, el yoga, la respiración, la relajación, la imaginería mental, los olores y la aromaterapia, el entorno y la música.

El apoyo físico y emocional

El apoyo físico y emocional ha demostrado ser una de las herramientas más importantes para reducir el recurso a los analgésicos y a las intervenciones obstétricas (cesáreas, fórceps, ventosas, etc.).[61] Este apoyo tiene que ser continuo, proporcionado por una persona que desee hacerlo, que sabe lo que tiene que hacer y que maneja su estrés.

Este mecanismo es fundamental para ayudar a la mujer a crear su zona zen –una burbuja que le permita vivir sus sensaciones en tranquilidad y confianza– y a mantenerse en ella. Esta actitud zen es probablemente el origen de la reducción de las intervenciones obstétricas y de mejora de la satisfacción de la madre en el momento del parto.

La estructuración del pensamiento

La estructuración del pensamiento consiste en volver a encuadrar de manera justa lo que implica un parto. Si para la mujer la contracción es síntoma de miedo y de angustia, sus sensaciones le parecerán desagradables. Sin embargo, si la contracción es para ella un fenómeno tan esencial como positivo y si está convencida de que, por una parte, los mecanismos endógenos están en marcha para liberar la morfina natural que la aliviará y que, por otra, tiene todo lo que necesita para dar a luz, el carácter desagradable de sus sensaciones se reducirá considerablemente.

El placebo

La función del placebo en el tratamiento del dolor es cada vez más conocida. El placebo se define como el efecto terapéutico obtenido mediante la administración de un tratamiento que no lo es. De esta manera, una sola condición parece esencial para desencadenar los efectos benéficos del placebo: que el practicante y el paciente crean en la eficacia del tratamiento.

La actitud y los valores del personal que te acompañe durante el parto pueden constituir un poderoso placebo. De hecho, cuanto más convencidos están los que intervienen en él de que las medidas de confort no farmacológicas son eficaces y, sobre todo, que es importante que los padres experimenten satisfacción en el periodo posnatal, más grande será tu confianza para vivir el parto. Pide que los enfoques farmacológicos no se te propongan de manera continua sino que, más bien, esperen a que los pidas en caso de necesidad. Para acompañarte durante el embarazo y el parto, elige a personas que crean en los numerosos efectos benéficos de las técnicas no farmacológicas.

El yoga, la respiración, la relajación y la imaginería mental

El yoga es un enfoque global eficaz[62, 63] que desarrolla la capacidad de concentrarse y de relajarse gracias a la práctica asidua de posturas (*capítulo 1*), de la respiración consciente (*capítulo 4*) y de la relajación (*capítulo 7*).

La respiración funciona a diferentes niveles: primero oxigena y relaja los tejidos y después desvía la atención. Algunos estudios demuestran que las mujeres que saben relajarse perciben menos dolor y tienen menos necesidad de intervenciones (fórceps, ventosas) para dar a luz a sus bebés.[64]

Debido a que te permite tomar conciencia de nuestras reacciones ante el dolor y de modificarlas cuando sea necesario, la imaginería mental (*capítulo 8*) es una herramienta útil para prepararse psicológicamente para el nacimiento. Ayuda a fijar objetivos realistas y a desarrollar los medios para atenderlos, lo que contribuye a hacer del nacimiento un acontecimiento satisfactorio.

Los olores y la aromaterapia

Aunque las investigaciones hayan concluido que la aromaterapia (la utilización de aromas derivados de plantas y flores para fines terapéuticos) no reduce el dolor durante el parto, se ha demostrado que los olores agradables reducen de manera importante el dolor en comparación con los olores neutros o desagradables.[65] Esta puede ser una de las razones que explican la diferencia de percepción que tienen las mujeres que dan a luz en casa y las que dan a luz en un hospital. Si a la mujer no le gusta el olor de su entorno y lo asocia a algo negativo (una enfermedad, por ejemplo), su humor se ve afectado, así como su percepción del dolor.

Para contrarrestar este fenómeno, elige un olor que te guste (el de la flor de lavanda, por ejemplo) y empapa un trapo con él. Cada vez que practiques tu sesión de relajación, coloca este trapo cerca de ti, de manera que desarrolles una asociación positiva entre el olor a lavanda y el estado de relajación. Durante el parto, empapa tu ropa o un trapo con este olor que, por asociación, mejorará tu humor y reducirá tus sensaciones.

Un entorno seguro

El capítulo 3 describe la manera en que la parturienta segrega un cóctel hormonal cuando se siente segura, cuando percibe que su intimidad está protegida y que no se la molestará. Al ayudar a la mujer a crear su zona zen, con luces tamizadas, tranquilidad y el calor de la intimidad, se favorece a la liberación de las hormonas que hacen el parto más fácil y seguro.

La música

Aunque ningún estudio haya demostrado que la música tenga un efecto importante para atenuar las sensaciones intensas, si te gusta y te permite relajarte y desviar tu atención, seguramente puede serte útil. Lo importante es elegir una música que te agrade.

Un reciente estudio ha comparado los sonidos habituales con las técnicas no farmacológicas reagrupadas en cada uno de los tres mecanismos. Se ha podido observar que cuando el apoyo físico y emocional se combina con al menos otro mecanismo, la frecuencia de las intervenciones obstétricas (cesáreas, fórceps, ventosas, syntocinon, epidural, etc.) es menor y la satisfacción de la madre es más grande.[66] La práctica asidua de las medidas de confort no farmacológicas y la fe en su eficacia son las claves para el éxito. Si tu deseo es poner en práctica estas numerosas técnicas, pide a los que te rodean que te apoyen en tu proyecto. Invítalos a prepararse contigo, a confiar en ti y a animarte durante el parto y el alumbramiento.

EL MÉTODO BONAPACE Y LAS MEDIDAS DE CONFORT

El método Bonapace adopta numerosas técnicas que, según una investigación, reducen cerca del 45% de la intensidad y el aspecto desagradable del dolor, tanto en las primerizas como en las mujeres que ya han dado a luz.[67] Esta investigación compara las técnicas convencionales de preparación al parto con el método Bonapace. La presencia activa de la pareja o de una persona especialmente dedicada al apoyo de la madre es igualmente parte de este modelo.

Las medidas de confort existen desde hace milenios. Debido a su eficacia y a su inocuidad, son herramientas valiosas que te permitirán vivir plenamente tu parto.

EJERCICIO PRÁCTICO: MODULAR EL DOLOR DIARIO

Practica los tres mecanismos de modulación del dolor en diversas situaciones de la vida cotidiana. Durante un acontecimiento doloroso (una visita al dentista o a la esteticista, por ejemplo), acaricia la zona dolorida. Si es posible, crea un segundo dolor durante la duración del primero e imagina algo agradable al tiempo que relajas la mandíbula y las nalgas. Espira profundamente.

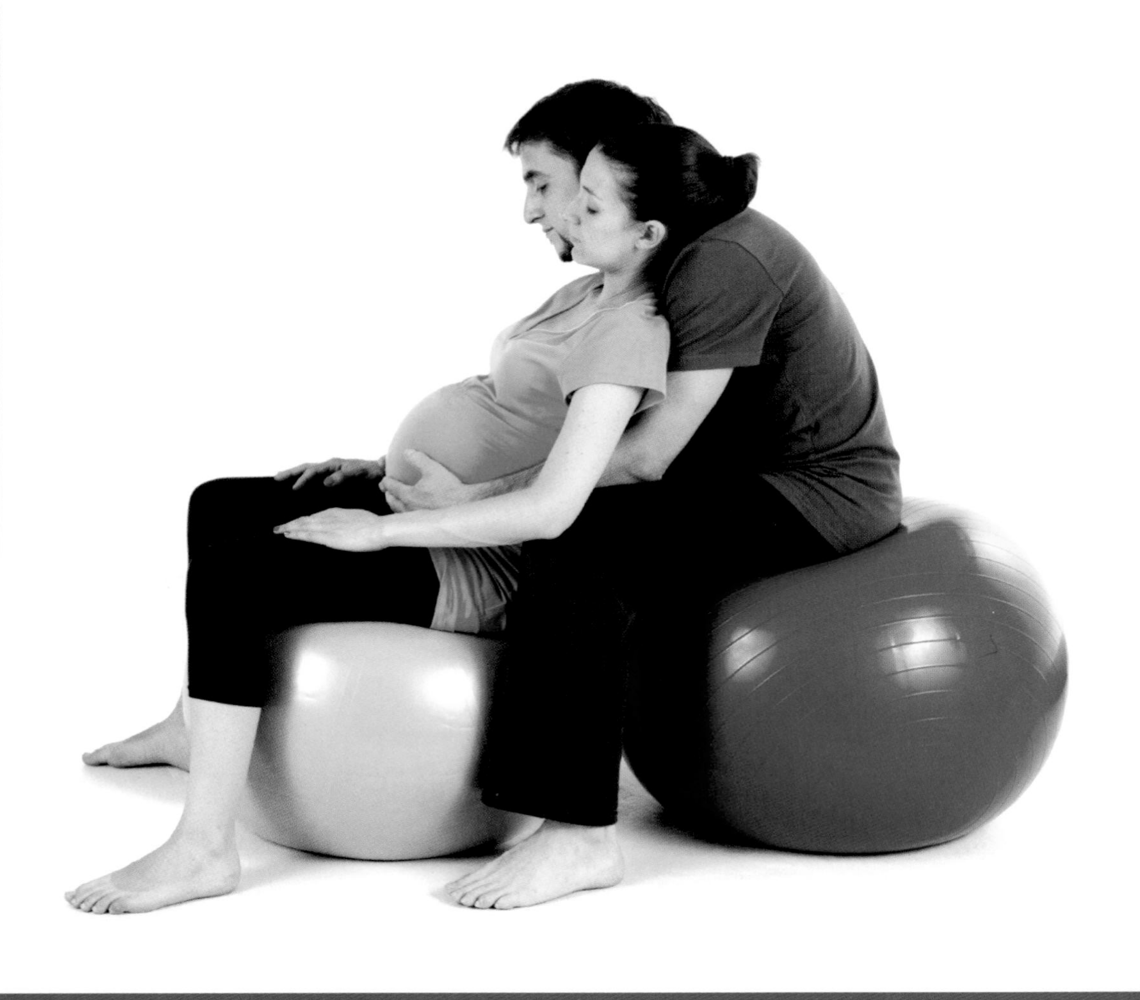

Capítulo 3

EL PARTO

Dar a luz es un acontecimiento grandioso para el cual el cuerpo de la mujer está adaptado. Para la mayoría de las mujeres, el embarazo y el parto se desarrollan de manera simple y segura. Para otras, que necesitan mayores cuidados, son útiles los conocimientos y las herramientas de la medicina moderna. Dado que las mujeres dan a luz desde hace millones de años, perpetuando así nuestra especie, se puede dar por sentado que la naturaleza lo ha previsto todo para que la reproducción se realice con éxito y de forma segura.

En el capítulo anterior, has visto que es posible modificar las señales potencialmente dolorosas. También has aprendido que tu cuerpo está dotado de potentes mecanismos que atenúan las sensaciones intensas y facilitan el nacimiento. En este capítulo verás que la naturaleza ha previsto otro potente sistema para ayudarte: un delicado cóctel hormonal.

Cuando la madre se siente protegida y en un entorno privado, las hormonas que produce le permiten, a ella y a su hijo, vivir un nacimiento de manera segura y fisiológica, es decir, de una manera que respete las funciones corporales. Estas hormonas benefician tanto a la madre como al bebé. Juntas, contribuyen a crear un entorno propicio para que los dos estén sanos, la unión entre ellos se inicie y la lactancia sea un éxito. No basta con que la madre y el niño sobrevivan. El acercamiento es crucial, ya que el recién nacido requiere muchos cuidados; además, la lactancia materna ha sido y sigue siendo, para algunas mujeres, el único medio de alimentar a su bebé. Para que el ser humano continúe reproduciéndose, ha sido necesario que las mujeres encuentren placer no solo en emparejarse, sino también en dar a luz.

El parto es un acontecimiento único, de una simplicidad y al mismo tiempo de una complejidad sorprendentes que no se reflejan en las cifras o en los datos estadísticos. Aunque existen grandes reglas generales que gobiernan el parto, cada parto es único, lo que exige adaptarse y acogerlo con sus características particulares. Al saber que tu propio recorrido puede diferir de la norma, pon atención en lo que controlas, es decir, en tu actitud y en tus competencias a la hora de vivir las sensaciones intensas, en lugar de preocuparte por aquello que no controlas, como la frecuencia y la intensidad de las contracciones, la dilatación del cuello del útero, el descenso del bebé, etc.

En este capítulo, verás que tu cuerpo dispone de numerosos recursos para facilitar el parto. Encontrarás toda la información que necesitas para reconocer el principio del parto activo así como las diferentes etapas que implica. Aprenderás igualmente la función de las hormonas y las condiciones que maximizan su acción. Y sobre todo, descubrirás las maneras en las que puedes crear el contexto más propicio para un parto seguro, fácil y agradable.

Resumen del capítulo 3: el parto

OBJETIVOS	MEDIOS
Crear las condiciones propicias para el desarrollo óptimo del parto	• Preparación de la mente mediante el conocimiento de algunos aspectos fisiológicos y psicológicos del nacimiento • Conocimiento de la función que desempeñan las hormonas en un parto fácil, satisfactorio y seguro • Creación de un entorno físico y emocional propicio para la secreción hormonal (la mujer siente que se conserva su tranquilidad, seguridad e intimidad)
Favorecer el apoyo continuo de la parturienta	• Establecimiento y preparación de un equipo de apoyo que responda a las necesidades de la mujer y esté de acuerdo con sus valores
Hacer elecciones claras en lo que se refiere al alivio del dolor	• Conocimiento de los efectos de la epidural sobre el desarrollo del parto y del alumbramiento, así como en la madre y en el bebé
Participar activamente en el propio parto	• Elecciones claras en relación con el lugar del nacimiento y el profesional de la salud que sigue el embarazo
Vivir un parto satisfactorio	• Preparación de la lista de «deseos de nacimiento» como herramienta de comunicación entre todos los participantes

Con relación al parto, la función de la mujer consiste en:

1. Mantener la confianza en sus capacidades para dar a luz de manera segura, fácil y agradable.
2. Crear las condiciones propicias para el desarrollo fisiológico de su parto preparándose física y mentalmente, preparando a su equipo de apoyo, practicando las medidas de confort y eligiendo a aquellos que intervendrán en el proceso, así como el lugar o el hospital.
3. Maximizar la secreción de hormonas creando una zona zen alrededor de sí misma.
4. Comprender el desarrollo del parto y del alumbramiento y saber dejarse llevar para permitir que la naturaleza siga su curso.
5. Adoptar una actitud positiva y de confianza ante las diferentes etapas del parto.
6. Mantener la calma y concentrarse en la relajación del cuerpo mediante la práctica de la respiración consciente y de la imaginería mental.

En cuanto a la función del acompañante, consiste en:

- Asegurar el apoyo emocional y psicológico de la madre siendo compasivo, y estando atento y cariñoso.
- Proporcionarle un apoyo físico dándole masajes ligeros o intensos, ayudándola a adoptar posturas beneficiosas y ofreciéndole cualquier otra medida de confort.
- Proteger la zona zen de la mujer.
- Manejar su propio estrés y ocuparse de sus propias necesidades al tiempo que apoya a su compañera.

EL DESARROLLO DEL PARTO

El primer capítulo ha subrayado la importancia de reforzar, relajar y aliviar tu cuerpo con el fin de prepararte para traer a tu hijo al mundo. En las semanas que preceden al nacimiento, practica las posturas de yoga de manera más constante.

Durante tu tiempo libre, adopta las posturas que favorezcan la posición óptima del bebé en tu pelvis. Se trata de posturas en las que el vientre está inclinado hacia delante, en el vacío, así como aquellas en las que estás acostada de lado.

Hacia la semana treinta y seis del embarazo, si tu bebé se presenta de nalgas, practica los movimientos que le permitirán desengancharse de la pelvis. Estas son las posturas en las que las nalgas están más elevadas que tu cabeza (*capítulo 1*). Sin embargo, si tu bebé está bien situado, con la cabeza hacia abajo, evita estas posturas.

El parto preliminar

El parto preliminar[68] (también conocido con el nombre de falso parto) es un proceso que se produce hacia el final del embarazo y que ayuda a la mujer a familiarizarse con las sensaciones intensas que experimentará durante el parto verdadero. El útero se endurece y permanece contraído durante algunos minutos, a intervalos irregulares. No cede a la presión ejercida por los dedos. Estas sensaciones son similares a los calambres menstruales y la tensión se sitúa en la parte inferior del abdomen y en las ingles.

En algunas mujeres, estas contracciones tendrán como efecto transformar poco a poco el útero, mientras que en otras serán necesarias muchas horas de contracciones intensas para obtener este resultado. Lo importante es aceptar y acoger la manera en la que tu bebé y tu cuerpo trabajan juntos. De hecho, se podría comparar el parto preliminar a la práctica del golf. Lejos de ser inútil, esta práctica es importante, ya que incluso los profesionales la utilizan para calentarse, probar sus sensaciones y prepararse.

La tabla 3.1 presenta las características que distinguen el parto preliminar del parto verdadero.

Tabla 3.1 – El parto preliminar y el parto verdadero

CARACTERÍSTICAS	PARTO PRELIMINAR	PARTO VERDADERO
Intervalos entre dos contracciones	Irregulares	◆ Regulares ◆ Cada vez más cortas
Intensidad de las contracciones	Variable	◆ Cada vez más fuertes
Efecto de reposo en las contracciones	Se detienen si llega el caso	◆ Ninguna detención
Derrame	Habitualmente ausente A veces pérdida del tapón mucoso	◆ Habitualmente presente ◆ Ligero derrame con filamentos sanguíneos (el cuello se aparta, se dilata) ◆ Pérdida del tapón mucoso, pero no siempre ◆ Ruptura de las membranas
Cuello del útero	A veces ningún cambio	◆ Apartamiento ◆ Dilatación

No hay que confundir el parto preliminar con los signos del parto prematuro (antes de la semana treinta y seis), que se caracteriza por más de cuatro contracciones por hora combinadas con un dolor o una presión en la parte inferior del abdomen y en las ingles.

Las contracciones o las oleadas

Las verdaderas contracciones son similares a las contracciones preliminares, pero se distinguen por su intensidad y regularidad. Se presentan como una presión fuerte en la parte inferior del abdomen y en las ingles, luego se difunden hasta la parte inferior de la espalda. Es gracias a ellas que el cuello del útero se transforma. Vienen en oleadas, alcanzando una cumbre y volviendo a descender. Son rítmicas y continuas.

Cuando el parto está bien entablado, las contracciones tienen una duración de aproximadamente un minuto, y después cesan durante otro minuto. Se calcula la duración a partir del inicio de la contracción hasta el final de esta, y el intervalo entre el inicio de una contracción y el inicio de la siguiente.

Durante los primeros y últimos diez o quince segundos de cada oleada, la intensidad es menor, luego la contracción alcanza su apogeo y sigue durante unos treinta segundos. Para ayudarte a permanecer a la escucha de tus sensaciones, déjate llevar por la ola. Evita los pensamientos inútiles como los cálculos, las previsiones y las esperas. Piensa en tu bebé o desvía tu atención contando mentalmente la duración de tu respiración, espirando profundamente o cantando el sonido U. Este canto se hace en la espiración, relajando la mandíbula y las nalgas. Relájate y Mantente en el momento presente. Una vez que la ola haya pasado, tendrás un periodo de calma. Aprovecha esta pausa para descansar y recargar tu energía.

DIAGRAMA 3.1 – LA DURACIÓN Y EL INTERVALO DE LAS CONTRACCIONES

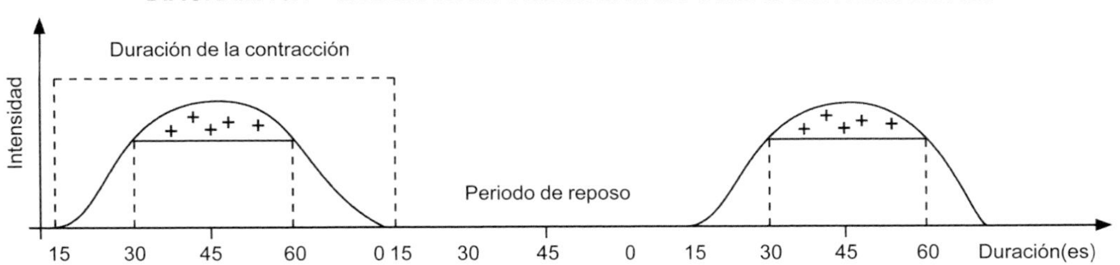

La liberación de las hormonas: un mecanismo destinado a facilitar el nacimiento

El miedo, como el pensamiento, puede alterar el delicado equilibrio hormonal. Cuando la mujer daba a luz en la maleza y percibía un peligro o un estrés importante, por ejemplo la agresión de un animal salvaje, el parto cesaba para permitirle huir, y después se reanudaba cuando se sentía de nuevo segura. Lo mismo sucede hoy en día, con la excepción de que los factores de estrés son diferentes. Dar a luz en un lugar desconocido, con extraños, sin sus ropas y sin sus propias referencias puede crear en la madre un estrés que se percibe como una amenaza y que puede hacer cesar las contracciones hasta que se sienta de nuevo segura. Esta es tal vez la razón por la que algunas mujeres dejan de tener contracciones cuando llegan al hospital.

Para contrarrestar este efecto, lleva varios objetos familiares de tu casa (cojines, ropa, alimentos, olores, balones, objetos para tu comodidad) y acondiciona la habitación para que favorezca tu intimidad y tu burbuja. El padre o la persona que te acompañe puede filtrar las visitas y actuar como el guardián de tu zona zen.

Además de los mecanismos para reducir el dolor, las hormonas constituyen un sistema poderoso que te permite dar a luz a tu hijo con facilidad, de manera segura. De hecho, las hormonas del amor y del placer (oxitocina), de la trascendencia y de la euforia (beta-endorfinas), de la excitación (adrenalina y noradrenalina) y de la maternidad (prolactina)[69] se unen, en el momento del embarazo y del parto, para constituir un delicado cóctel hormonal. Un mejor conocimiento de este cóctel te ayudará a entrar y a mantenerte en tu zona zen, en el momento del nacimiento.

Un primer medio para activar estas hormonas consiste en crear, para dar a luz, un entorno que te recuerde el lugar en el que hacéis el amor. Dado que son las mismas hormonas, las mismas partes del cuerpo, los mismos sonidos y una necesidad similar de seguridad y de intimidad que están en juego no solamente cuando se hace el amor, sino también cuando se da a luz, algunos investigadores estiman que el entorno, también, tendría que ser similar.[70] El primer medio para favorecer la secreción de hormonas, por tanto, podría crearse en un entorno de nacimiento que sea agradable y cálido, bañado con una luz tamizada, donde se respeten las necesidades de intimidad de la mujer.

Un segundo medio consiste en dejar la parte pesada de tu cerebro en reposo para centrar tu atención en tus sensaciones. En yoga, se dice que la mente es mentirosa. Si uno se pone a sumar los minutos, las horas o los centímetros de dilatación y se concentra en el monitor fetal, en lo que los demás dicen y piensan, se puede fácilmente salir de la burbuja, tener miedo y perder el contacto con lo que es verdad. Todas estas estimulaciones te sacan de tu zona zen. Imagínate que estás haciendo el amor. Tus hormonas te transportan hacia el más allá. Te bañas en la oxitocina y las beta-endorfinas y, de repente, tu pareja te pide la receta de ragú de tu madre. ¿Has perdido la inspiración? ¡No es de extrañar! Este es el efecto del pensamiento en las hormonas.

Cuando una se concentra en sus sensaciones, se deja llevar por ellas, piensa en el bebé, en el nacimiento, en su «espacio de bienestar» y se repite que está segura y que todo va bien, una consigue dejarse llevar. Las sensaciones aparecen y desaparecen. Es la razón por la que es preferible hablar lo menos posible, evitar los pensamientos racionales y cubrir el reloj y los monitores eléctricos, si los hay, para no tenerlos a la vista.

La doctora Sarah Buckley[71] describe de manera científica y antropológica la función de cuatro hormonas segregadas por la madre y transmitidas al bebé por la sangre durante el periodo del nacimiento. Juntas, la oxitocina, las endorfinas, las catecolaminas y la prolactina componen el cóctel hormonal que asegura la seguridad de la madre y del niño, favorece el acercamiento entre ambos y facilita la lactancia. Es la receta que la naturaleza ha elaborado para asegurar la supervivencia de nuestra especie. Estas hormonas se optimizan cuando la madre se siente segura, protegida y percibe que se respeta su necesidad de intimidad.

Tabla 3.2 – La función de las principales hormonas del parto y del alumbramiento

HORMONA	FUNCIÓN
Oxitocina: hormona del amor, del acercamiento y del bienestar	**Efectos psicológicos:** ◆ Consolida la relación entre los humanos favoreciendo el amor, el acercamiento y el bienestar ◆ Disminuye el dolor y atenúa los recuerdos relacionados con el dolor ◆ Es estimulada por el contacto «piel a piel», el contacto visual con un ser querido, el tocar y la excitación de los pezones[72] **Efectos fisiológicos:** ◆ Provoca las contracciones que hacen dilatar el cuello del útero durante el parto ◆ Protege al bebé reduciendo la actividad de sus células nerviosas y su necesidad de oxígeno[73] ◆ Contribuye al reflejo de la expulsión del feto[74, 75] ◆ Provoca las contracciones que reducen el sangrado, inmediatamente después del nacimiento[76] **Efecto de las intervenciones médicas en la oxitocina:** ◆ Disminuye cuando la madre no se siente segura y tiene miedo ◆ Disminuye de manera importante en presencia de sustancias medicamentosas; esto es lo que explica la necesidad frecuente de intensificar el parto con la oxitocina sintética (syntocinon, pitocin) después de la administración de una epidural, por ejemplo ◆ Pierde sus efectos psicológicos cuando se la reemplaza por la versión sintética
Beta-endorfinas: hormonas del placer, de la trascendencia y del alivio	**Efectos psicológicos:** ◆ Modifican el estado de conciencia de la madre, transportándola «a otro planeta» ◆ Pasan a través de la leche materna,[77] lo que crea placer y una dependencia entre el bebé y la madre durante la lactancia **Efectos fisiológicos:** ◆ Reducen el dolor ◆ Favorecen la liberación de la prolactina (la hormona que prepara los senos para la lactancia) durante el parto[78] **Efecto de las intervenciones médicas en las beta-endorfinas:** ◆ Las beta-endorfinas disminuyen considerablemente por la administración de una epidural o analgésicos,[78a] y esta disminución podría causar los siguientes efectos: • Reducción del alivio del bebé durante el parto e inmediatamente después del parto • Reducción de la secreción de prolactina[78b] (la hormona de la leche materna) así como los efectos de codependencia y de placer transmitidos por la lactancia[78c] • Las sustancias medicamentosas pueden disminuir la capacidad del bebé a chupar y mamar, lo que retrasa el inicio de la lactancia[79]

Tabla 3.2 – La función de las principales hormonas del parto y del alumbramiento

HORMONA	FUNCIÓN
Catecolaminas: hormonas de la excitación y del estrés	**Efectos psicológicos:** • Aumentan la atención y el nivel de energía de la madre al final del parto, dándole la fuerza necesaria para la expulsión **Efectos fisiológicos:** • Favorecen el reflejo de expulsión del feto al final del parto[80] • Protegen al feto contra una bajada de oxígeno cuando se empuja y le preparan para vivir en un mundo físico (las catecolaminas mejoran su función respiratoria, la regulación de los compuestos esenciales de su organismo y su producción de calor)[81] **Efecto de las intervenciones médicas o del estrés en las catecolaminas:** • Las catecolaminas aumentan durante el parto, lo que tiene por efecto retrasar o frenar las contracciones[82]
Prolactina	**Efectos psicológicos:** • Favorece los comportamientos maternales (vigilancia y sumisión) en la mujer para que se adapte a su papel de madre[83] • Presente en el padre que cuida de sus hijos **Efecto fisiológico:** • Contribuye a la producción de leche materna **Efectos de las intervenciones farmacológicas en la prolactina:** • La secreción de prolactina podría disminuir debido al descenso de las beta-endorfinas

LA EVOLUCIÓN DEL PARTO

«El proceso del nacimiento empieza cuando el cuello del útero se desplaza desde atrás hacia delante, se flexibiliza y se dilata. La cabeza del bebé se gira y se dobla, después el bebé desciende y atraviesa la pelvis de su madre hasta emerger al aire libre».[84]

El trabajo de la mujer que da a luz se divide en tres estapas[85] (*tabla 3.3*).

Tabla 3.3 – Las etapas del parto y del alumbramiento

1.ª etapa	• Dilatación del cuello del útero de 1 a 10 cm • Consta de dos fases: fase de latencia y fase activa
2.ª etapa	• Nacimiento del bebé
3.ª etapa	• Expulsión de la placenta

Primera etapa del parto: la dilatación del cuello del útero

Durante la primera etapa, en la que el cuello del útero se dilata de 1 a 10 cm, el trabajo fisiológico se divide en dos fases distintas: la fase de latencia y la fase activa.

La fase de latencia

La fase de latencia se caracteriza por una dilatación lenta y poco significativa del cuello del útero y por un ligero descenso del bebé. La frecuencia de las contracciones es irregular y la intensidad puede llegar a ser importante. Antes de dilatarse completamente, el cuello del útero adelgaza bajo el efecto de numerosas contracciones. Esto puede durar muchas horas.

Durante este periodo, permanece tranquila y sobre todo sé paciente. Quédate en casa, donde estarás más cómoda. Come, bebe y orina cuando sea necesario.[86] Continúa realizando tus actividades sin esforzarte demasiado. Es totalmente normal que el cuello no se dilate en esta fase, incluso después de varias horas de contracciones. Disfruta de estos momentos de intimidad con tu pareja para familiarizarte con el inicio del parto. Ina May Gaskin,[87] comadrona estadounidense en activo desde 1970, recomienda a todas las mujeres que ha acompañado que practiquen el «piel a piel» con su pareja, ya que esta proximidad favorece la liberación de las hormonas que facilitan el parto.[88]

Si las contracciones se intensifican, espira profundamente. La espiración permite vaciar los pulmones (lo que previene la hiperventilación), volver a subir el diafragma (lo que reduce la presión que ejerce en el útero) y desviar la atención (lo que reduce las sensaciones). Canta el sonido U (*capítulo 4*) para ayudarte a espirar.

Durante las contracciones más importantes, elige una posición cómoda, relaja la pelvis inclinándola si es posible y el perineo profundo, relajando las nalgas.

El papel de la pareja durante la fase de latencia

Durante la contracción, apoya a la mujer en su práctica de las respiraciones (*capítulo 4*) y crea una estimulación intensa en la zona refleja (*capítulo 6*). Pasa tiempo con tu pareja. Si has previsto dar a luz en casa, pon a punto los últimos preparativos. Si das a luz en un centro de maternidad, asegúrate de haber preparado todo lo que necesitarás para tu comodidad (*consulta el Anexo 1: contenido de las maletas y de la canastilla del bebé*).

La fase activa

El cuello ahora está maduro, es decir, listo para abrirse lo suficiente para pasar la cabeza del bebé. Es el efecto de las contracciones y el apoyo de la cabeza del bebé lo que permiten la apertura. Si se compara con la fase de latencia, el cuello se dilata mucho más rápidamente. Las contracciones probablemente serán más fuertes, bastante largas y seguidas.

Al comienzo del parto verdadero, la mujer puede:

- Vivir un repentino aumento de energía.
- Sentir dolores en la parte inferior de la espalda y en las caderas.
- Tener secreciones vaginales.

- Perder el tapón mucoso.
- Constatar la ruptura de las membranas («romper aguas»).
- Experimentar un cambio en la duración y la intensidad de las contracciones.
- Comprobar que el reposo no tiene ningún efecto en las contracciones.

Veamos estas señales:[89]

- Algunas mujeres sienten un repentino aumento de energía que puede estar causado por una bajada de los niveles de progesterona producida por la placenta. Si esto te ocurre, no te alteres demasiado para no agotarte antes del parto.
- Se pueden manifestar tensiones lumbares (en la parte inferior de la espalda) y sacroilíacas (en el sacro y en la pelvis). Se vuelven más fuertes, debido a la acción de la relaxina, una hormona que flexibiliza las articulaciones del hueso púbico.
- Las secreciones vaginales pueden aumentar por la congestión de la mucosa vaginal. Algunas mujeres tienen pequeñas pérdidas sanguíneas. Atención: debes distinguir la hemorragia de la pérdida de sangre normal. Si pierdes pequeñas cantidades de sangre de manera continua, contacta con tu profesional de la salud y evita hacer esfuerzos violentos.
- El tapón mucoso es una masa gelatinosa que se parece a la clara del huevo coagulada. Bloquea el cuello del útero durante el embarazo y protege al bebé contra los microbios de la vagina.
- Las membranas que forman el envoltorio en el que se baña el bebé pueden romperse, dejando escapar un líquido incoloro por la vagina. Es el líquido amniótico. Acuéstate y deja que fluya. Emplea una compresa para absorberlo. Después, contacta con tu profesional de la salud.
- Las contracciones cambian. Se vuelven más regulares, más intensas y más seguidas. Para que el cuello se dilate completamente, son necesarias numerosas contracciones (*ilustraciones de la 3.1 a la 3.4*).

Desvía tu atención del reloj, los monitores (si los hay) y la tecnología para no activar tu corteza, la parte pesada del cerebro. Concéntrate en tus sensaciones. Confía en tus hormonas y en tu capacidad de utilizar eficazmente las técnicas para modular el dolor. Tu parto tardará el tiempo que necesite. Aunque las sensaciones sean muy fuertes y a veces tengas la impresión de que algo dentro de ti se rompe, ten confianza. ¡CORAJE! Dispones, como todas las mujeres, de lo necesario para traer a tu hijo al mundo.

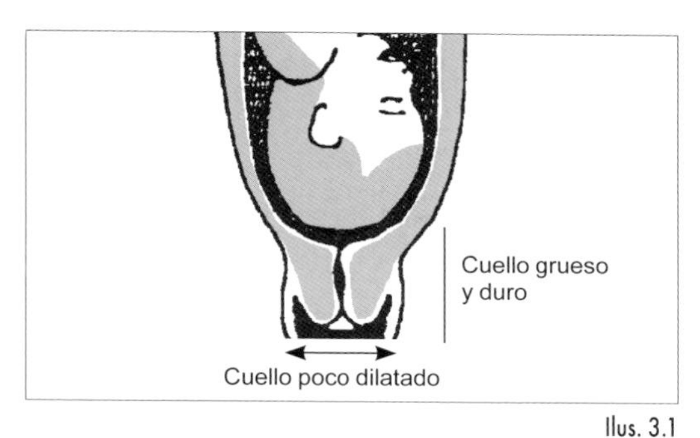

Ilus. 3.1

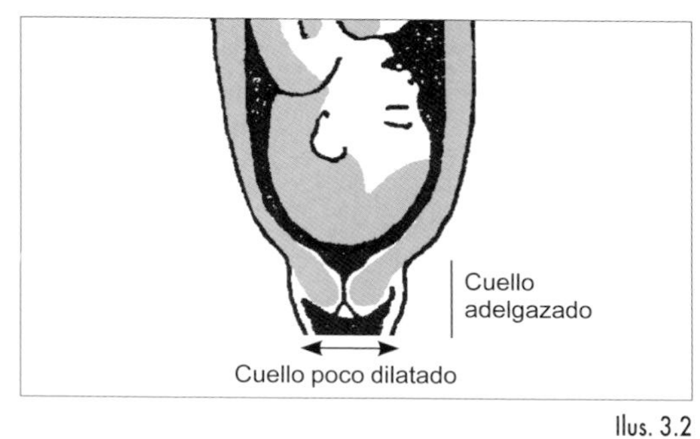

Ilus. 3.2

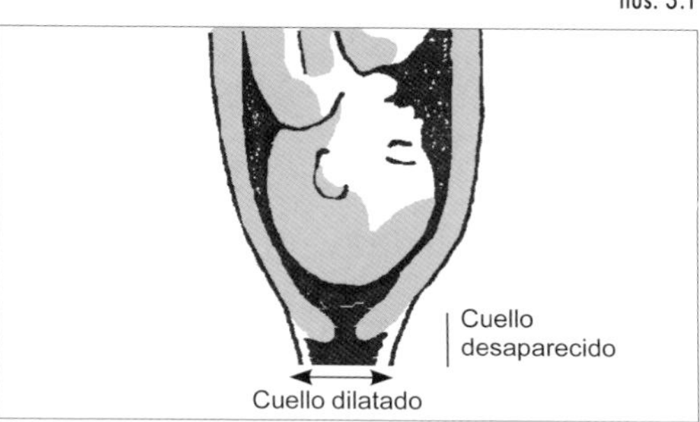

Ilus. 3.3

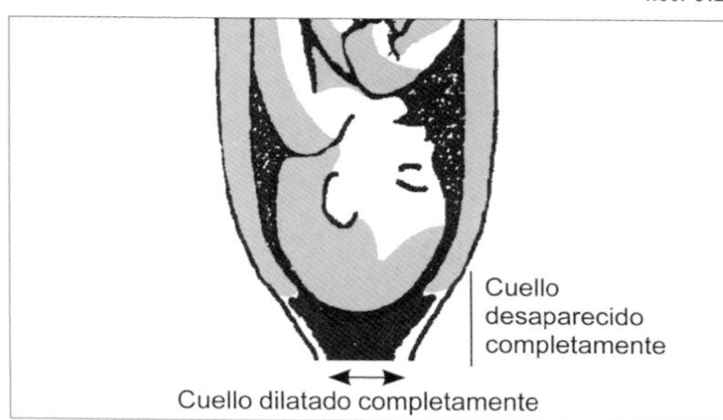

Ilus. 3.4

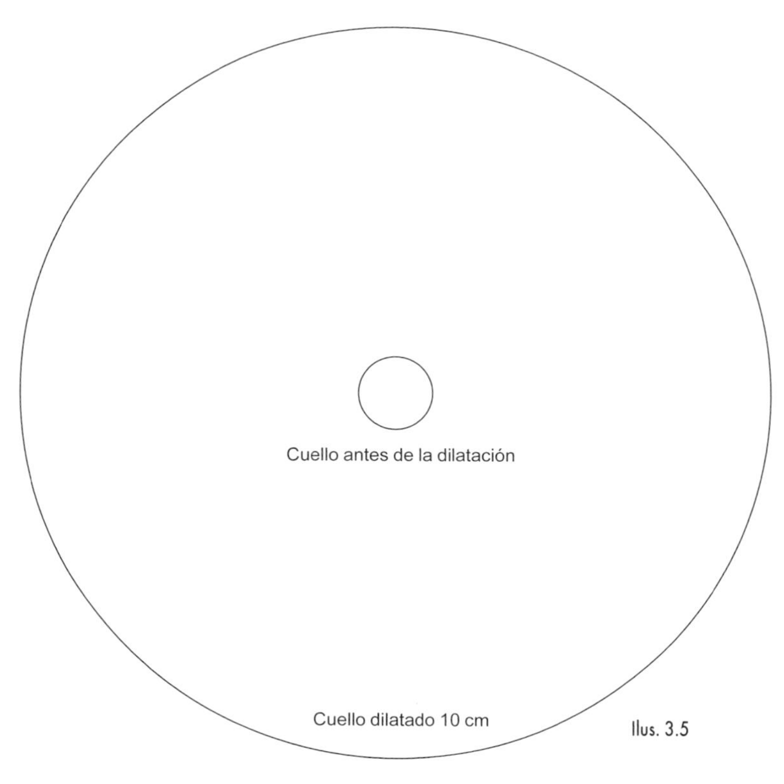

Ilus. 3.5

Acuérdate de que las sensaciones fuertes son útiles para enseñarte cómo moverte y situarte. Se proactiva para encontrar lo que te alivia, una contracción a la vez. No por ser intenso tiene que ser malo. En tus momentos de estrés, piensa en tu bebé, que se aprovecha de tus beta-endorfinas, esos analgésicos naturales que le alivian y le protegen. No olvides que gracias a las contracciones tu cuello se abre, el bebé supera los diferentes pasajes y das a luz. ¡Permanece en un estado zen! Observa en la ilustración 3.5 un ejemplo de cuello dilatado a 1 y a 10 cm.

Si das a luz fuera de casa, es recomendable marcharse cuando las contracciones respeten el 5-1-1: las contracciones son cada cinco minutos desde hace una hora, su duración es de aproximadamente un minuto y cada una de ellas es tan intensa que exige toda tu atención.[90] En caso de duda, llamad a la maternidad o al profesional de la salud que ha hecho tu seguimiento durante el embarazo.

CUÁNDO MARCHARSE AL CENTRO DE MATERNIDAD

Si estás esperando a tu primer bebé, presentaos en el centro de maternidad o llamad cuando:

1. Tus contracciones sean regulares cada cinco minutos, desde hace una hora y tengan una duración aproximada de un minuto, y cada una de ellas te empuja a hablar y exige toda tu atención.
2. Si tienes una fuga del líquido amniótico (has «roto aguas»).

Si estás esperando a tu segundo hijo o más, ten en cuenta la duración del parto de tu primer hijo y háblalo con quien te vaya a asistir. En principio, presentaos en la maternidad cuando las contracciones sean regulares, cada diez minutos desde hace una hora, o si hay una ruptura de las membranas o si tienes flujo de sangre.

Durante la contracción, espira profundamente o cantad el sonido U. La respiración te permite concentrarte en tus sensaciones y desvía tu atención. Mantente tranquila y descansa entre cada contracción. Relaja todo el cuerpo, especialmente el abdomen, las piernas y las nalgas. Pídele a tu pareja que te sacuda los muslos y las nalgas si están tensos. Esto permite relajar el perineo para que no se resista por reflejo a la presión de las contracciones, lo que aumentaría la intensidad de la sensación.

Pon tu atención en algo que no sean las contracciones. Piensa en tu bebé. Crea un segundo dolor en una zona refleja (*capítulo 6*). Prueba diferentes posiciones para aliviar la incomodidad con suspensiones, apoyos o incluso recostándote sobre el lado o adoptando la posición sentada (*capítulo 5*).

Las emociones son a veces responsables de un largo parto que no avanza.

Ina May Gaskin[91] describe el parto de una joven cuya dilatación tardaba. Le preguntó para saber si algo le preocupaba. Y la joven replicó que durante su boda con su pareja, él se había negado a pronunciar la parte de los votos que consistía en comprometerse con ella para toda la vida. Esto le hacía sentirse insegura. ¿Seguirá el padre teniendo ganas de estar con ella después del nacimiento del bebé? Inconscientemente, retenía al bebé para evitar enfrentarse a esta posibilidad. Ina May habló de la situación con el padre y propuso celebrar una nueva ceremonia en el lugar. Una vez que pronunció los votos, el cuello de la joven se abrió completamente para dejar nacer a su hijo.

Para ayudarte a utilizar la energía de tus emociones, te propongo más adelante (*capítulo 8*) la técnica de la liberación emocional.

La función de la pareja durante la fase activa

La función de la pareja o de la persona que acompañe a la parturienta es primordial durante esta fase. Debido a la fuerza de las contracciones, el estado de conciencia de la mujer se modifica a veces, lo que es favorable para la madre y el bebé. Es el efecto de las endorfinas. En estos momentos debes:

1. Recordarle que tiene todo lo que necesita para dar a luz.
2. Mostrarle que confías en ella diciéndole: «Vas a conseguirlo, puedes hacerlo, confío en ti».
3. Tranquilizarla. Protegerla. Ser su guardián. Velar por ella.
4. Ser cariñoso y animarla con dulzura. Ser comprensivo.
5. Crear un ambiente de tranquilidad y serenidad.
6. Controlar tu estrés y tu ansiedad.
7. Ayudarla en la práctica de las respiraciones. Animarla a concentrarse y a espirar profundamente. Cantar con ella.
8. Durante la contracción, practicar los masajes creando un dolor en otro sitio que no sea el dolorido.
9. Entre las contracciones, acariciar su cuello y darle afecto.
10. Si es necesario, lubricarle los labios con una sustancia grasa.

11. Enjugarle la cara.
12. Trabajar con ella para ayudarla a encontrar una posición de comodidad.
13. Proponerle un baño.
14. Pensar en relajarte, en mantenerte tranquilo y en alimentarte. Tu apoyo es esencial.

Los estudios sobre el apoyo continuo por parte del padre, una acompañante en el parto (*doula*), un miembro de la familia o un profesional de la salud demuestran que el apoyo físico, moral y emocional disminuye todas las intervenciones obstétricas y mejora la satisfacción así como la salud de la madre y de su hijo.[92] Este apoyo ayuda a la mujer a mantenerse en su burbuja o en su zona zen.

Soluciones a los malestares que se experimentan durante la fase activa

Durante la fase activa, tal vez notarás algunos síntomas desagradables:

Náuseas y vómitos: las mujeres tienen a menudo más ganas de beber que de comer. Bebida a temperatura ambiente en pequeños sorbos, el agua permite una hidratación indispensable durante el parto. En el Anexo 2 te doy una receta de caldo rico en magnesio.

Pensamientos irracionales: estos pensamientos irracionales son muy útiles, sobre todo cuando tienen lugar al final del parto. Se activan por las hormonas del estrés y tienen por efecto dinamizarte en vista a la expulsión de tu bebé. Trabaja con estas emociones y utilízalas para activar tus recursos interiores. Continúa manteniendo la confianza en ti misma y fija la atención en la respiración. Sigue tu instinto. Para ayudarte a vivir tus emociones intensas, practica la técnica de la liberación emocional (*capítulo 8*).

Sudoración intensa y escalofríos incontrolables: estas sensaciones se producen a veces y crean incomodidad. Reequilibra tu ropa. Espira profundamente y mantente tranquila.

Castañeteo de dientes y temblores en las piernas: ejecuta los movimientos de balanceo de piernas. Roza el interior de los muslos. Continúa practicando las respiraciones.

Segunda etapa del parto: el nacimiento del bebé

Los niveles elevados de adrenalina y noradrenalina, las hormonas de la excitación y del estrés, desempeñan una función importante al final del parto, proporcionándole a la madre la energía, la fuerza y la atención necesarias para expulsar al bebé rápidamente. El reflejo de expulsión del feto[93, 94] se incrementa cuando las intensas contracciones del final del parto hacen progresar al bebé en las profundidades de la pelvis de su madre. El estiramiento de los tejidos ocasionado por la presión de la cabeza del bebé activa las fibras nerviosas especializadas del cuello y de la parte inferior de la vagina. Estas fibras nerviosas envían un mensaje al cerebro que libera una cantidad importante de oxitocina. La oxitocina crea nuevas contracciones fuertes que hacen progresar más al bebé, el cual estimula otras fibras nerviosas especializadas. Este bucle de retroacción positiva, conocido con el nombre de reflejo de Ferguson,[95, 96] es el responsable de los niveles elevados de oxitocina liberada en el parto y permite a la madre expulsar a su bebé con facilidad. Sin embargo, en presencia de sustancias medicamentosas, la oxitocina disminuye de manera importante. Esto es lo que explica que este reflejo a menudo esté ausente de nuestras maternidades.

El reflejo de expulsión del feto puede estar acompañado de otros signos típicos de una elevación de las hormonas del estrés: el aumento de la fuerza muscular, la boca seca, la necesidad urgente de colocarse de pie y a veces incluso de expresiones verbales y no verbales intensas. El «miedo psicológico» tal como es descrito por Michel Odent[97] puede manifestarse mediante expresiones como «¡dejadme morir!». En las ratas, la elevación de las catecolaminas durante este periodo da lugar a un mecanismo de protección del recién nacido que se traduce por una acentuación del comportamiento agresivo-defensivo de la hembra.[98]

Este impulso reflejo se puede inhibir cuando se le pide a la madre que empiece a empujar voluntariamente antes de que aparezca el reflejo o cuando se la molesta con exámenes, intervenciones o estimulaciones corticales (la parte pesada de su cerebro) cuando se habla con ella, por la proximidad de personas desconocidas y por sustancias medicamentosas, incluyendo la oxitocina sintética y la epidural.

Para facilitar el reflejo de expulsión del feto y el de Ferguson, crea un entorno íntimo en el que te sientas en tu burbuja. Confía en tus sensaciones y espera a que el bebé descienda a tu vagina antes de empujar. Si el reflejo se instala, no tendrás más que seguir las ganas irresistibles de empujar. Si el reflejo no se instala, adopta una postura que haga trabajar la gravedad a tu favor. Evita, sobre todo, estar acostada sobre la espalda (*capítulo* 5).

Tercera etapa del parto: la expulsión de la placenta

La expulsión de la placenta tiene lugar en la hora que sigue al nacimiento del bebé y normalmente exige poco esfuerzo por parte de la madre. Sin embargo, el parto no está finalizado hasta que la placenta haya sido expulsada. Para favorecer su expulsión, mantén un entorno tranquilo, protege tu zona zen y evita hablar o pensar en algo. Continúa practicando las técnicas para modular las sensaciones intensas. Espera cinco minutos antes de cortar el cordón del bebé o, mejor aún, espera a que se expulse la placenta. Está científicamente demostrado que un tercio de la sangre del bebé permanece en la placenta si el cordón umbilical se pinza enseguida después del nacimiento. En el minuto siguiente al nacimiento, el 50% de la sangre se transfiere y en los tres primeros minutos estos niveles pasan del 90 al 99%. Esta práctica permite una transferencia óptima de la sangre de la placenta al bebé así como una transición respiratoria suave para él.

LOS EFECTOS DE LA EPIDURAL

Las intervenciones obstétricas influyen, a diferentes niveles, en el cóctel hormonal. Veamos de manera más precisa el impacto de la epidural en la madre y en su hijo así como los medios concretos para reducir los efectos indeseables.

La epidural es la intervención farmacológica más eficaz y la más extendida en Occidente. Consiste en reducir o eliminar el dolor gracias a la inyección de sustancias medicamentosas cerca de los nervios que transmiten el dolor y que están situados en la columna vertebral. Estas sustancias reducen la transmisión nerviosa de las fibras sensitivas, las que irradian las sensaciones dolorosas y agradables, y, en cierta medida, las fibras motoras que propagan los mensajes a los músculos.

Aunque se la considera segura, cada vez más investigaciones tienden a demostrar que la epidural puede tener efectos nefastos. La perturbación del delicado equilibrio hormonal, en particular la acción de la epidural en la oxitocina natural, explica en parte estos efectos.

Una reciente revisión sistemática del grupo Cochrane[100] atribuye los siguientes efectos al uso de la epidural:

- Una necesidad incrementada de oxitocina sintética.
- Una prolongación de la segunda etapa del parto.
- Un aumento de los niveles de utilización de fórceps y de ventosas.
- Un incremento de cesáreas justificadas por el sufrimiento fetal.

Con la epidural, las fibras que están en el origen del reflejo expulsivo se entumecen, lo que inhibe el bucle de retroacción y el reflejo en sí. Así pues, La mujer bajo la epidural tiene que utilizar su propia fuerza para dar a luz al bebé.[101] Además, el hecho de no sentir la presión del bebé, que le dice cómo moverse, y su dificultad para desplazarse (debido a la disminución de las sensaciones) no la ayudan a colocarse en una posición vertical en la que la gravedad podría trabajar a su favor. Estos diferentes factores explican la prolongación de la segunda etapa del parto y el recurso más probable de los fórceps y las ventosas. De esta manera, el número de episiotomías (corte del músculo del perineo) y de laceraciones también aumenta.[102]

Solo hay unos pocos estudios de calidad que documentan el impacto de la epidural en la lactancia. Sin embargo, la mayoría de los profesionales de la salud dirán que reconocen a los bebés nacidos de una madre bajo la epidural por su lentitud para tomar el pecho. La barrera placentaria no es impermeable a las sustancias medicamentosas que se administran a la madre durante la epidural. Así pues, estas sustancias pasan al bebé, que tiene más dificultades para eliminarlas que la madre debido a la inmadurez de su organismo.[103] Su capacidad y sus reflejos de succión y de mamar disminuyen, lo que hace que la lactancia sea más difícil.[104]

De hecho, como la madre ya no siente dolor con la epidural, su secreción de betaendorfinas, esos analgésicos que modifican su estado de conciencia[105] y producen la prolactina, disminuye de manera importante. Las investigaciones demuestran que en el periodo posparto los niveles de endorfinas en la leche materna se reducen en gran medida. Y, como se sabe, las endorfinas transmitidas por la leche materna dan placer a la madre y al niño y crean una relación de codependencia entre ellos.

Poco importa cómo se considere la epidural, desde que tiene lugar esta intervención, el cóctel hormonal se modifica. La mujer se desplaza menos y está confinada a la intravenosa. A menudo tiene un monitor fetal y tomas de tensión arterial, lo que puede afectar a su sentimiento de intimidad por el hecho de sentirse observada.

Para conocer el impacto de otras intervenciones obstétricas en el cóctel hormonal, te invitamos a consultar excelentes obras escritas por especialistas de la perinatalidad.[106, 107, 108]

Minimizar los efectos indeseables de la epidural

El cuerpo de la mujer dispone de poderosos mecanismos para hacer frente a las contracciones relacionadas con el nacimiento. El apoyo, la relajación, los masajes dolorosos y ligeros, el baño y todas las demás herramientas descritas en este libro han sido probados. No olvides que el nacimiento está lleno de sorpresas. Puedes sentir sensaciones intensas sin modificación inmediata del cuello, y luego, de repente se dilata y se abre rápidamente.

A veces también sucede que el parto sea largo e intenso, lo que puede provocar la liberación de las hormonas del estrés (catecolaminas), que impiden la dilatación del cuello del útero. En estos casos, la epidural es un aliado precioso para permitir a la mujer relajarse y al cuello del útero abrirse.

Si, a pesar de todas las medidas de comodidad, has recurrido a la epidural, las siguientes son algunas sugerencias para limitar sus efectos indeseables:

1. Espera a que el parto esté bien iniciado antes de considerar la epidural (algunos autores sugieren más de 4 cm de dilatación). De esta manera, tú y tu bebé os beneficiaréis de la acción de las hormonas durante una parte del parto.
2. No busques reducir tus sensaciones al 100%. Más vale aceptar sentir algo aún, incluso después de recibir la epidural. Opta por dosis débiles de sustancias medicamentosas. Cuanto más débiles sean las dosis, menos afectarán a tu bebé y potencialmente a la lactancia.
3. Continúa moviéndote. Varia tu postura, evitando estar acostada sobre la espalda. Probablemente estarás limitada en tus desplazamientos, pero aun así nuévete acostándote sobre un lado, después sobre el otro, poniéndote a cuatro patas y de rodillas.
4. Sigue permaneciendo en tu burbuja con tu pareja o las personas que te acompañen. Mantén el contacto con tu bebé.
5. Empieza a empujar tarde. Espera a que la cabeza del bebé haya descendido en la vagina.[109]
6. Establece contacto «piel a piel» con el bebé desde el nacimiento para estimular la liberación de la oxitocina natural.

Identificar tus necesidades de hacer elecciones

El objetivo de este libro es darte las herramientas y los conocimientos que te permitan vivir el nacimiento de tu hijo de manera satisfactoria, fácil y segura. Desde el inicio de la gestación, tendrás que tomar una decisión muy importante: elegir el tipo de profesional que te acompañará durante todo el embarazo. Siendo diferentes las realidades en cada región y en cada país, no siempre tendrás elección. Tu confianza en las personas que aseguran el seguimiento de tu salud durante el embarazo y el parto es un elemento que favorece el buen desarrollo fisiológico del nacimiento.

Recientemente, una revisión sistemática de la documentación científica ha permitido evaluar el impacto del lugar de nacimiento en las intervenciones obstétricas. Los lugares de nacimiento alternativo (una habitación de parto en la misma maternidad, donde la tecnología está camuflada, una unidad de nacimiento separada pero adyacente a la maternidad, y más recientemente, habitaciones amuebladas y equipadas a fin de reducir las estimulaciones corticales y de conservar la calma, la libertad de movimiento y la intimidad) se han comparado con las habitaciones de los hospitales convencionales, con la cama en el centro y la tecnología alrededor. Aquí están los resultados obtenidos:

- Una reducción de las intervenciones médicas.
- Una mayor probabilidad de parto vaginal espontáneo.
- Una mayor satisfacción de la madre.
- Una mayor probabilidad de que la madre continúe amamantando durante el primer y segundo mes después del nacimiento.
- Ningún riesgo adicional ni para la madre ni para el niño.

Como es difícil saber si es el acondicionamiento de las habitaciones o la cultura de quienes intervienen en estas unidades lo que influye en estos aspectos, los autores del estudio concluyen que las mujeres y sus parejas tendrían que informarse de los beneficios de los acondicionamientos físicos que apoyan y valoran el parto fisiológico, que respeta las funciones del cuerpo.

Habla con quien te vaya a asistir de la manera en la que deseas vivir tu embarazo y los lugares donde te sería posible dar a luz: en casa, en un centro de natalidad, en el hospital... Si deseas dar a luz en el hospital, infórmate de las otras opciones alternativas a la farmacología que se te ofrecerán para aliviar el dolor (apoyo continuo, balones, baños, masajes, etc.). Intenta también conocer la flexibilidad del establecimiento en materia de intervenciones de rutina (en particular con respecto al movimiento, el monitor fetal intermitente, la instalación de soluto, la comida y la bebida, el respeto de tu «burbuja», el pinzamiento tardío del cordón, el contacto piel con piel con el bebé, etc.) e infórmate de los niveles de intervenciones obstétricas del establecimiento o de los asistentes al parto (provocar el parto, cesárea, fórceps, ventosas, episiotomía, epidural, etc.).

Cuanto mejor conozcas tus necesidades, mayores serán tus posibilidades de vivir un parto satisfactorio. Esto es lo que confirma un estudio llevado a cabo sobre los cuatro factores que afectan a la satisfacción de la madre con relación al parto: el logro de sus objetivos personales, la cantidad de apoyo ofrecido por los cuidadores, la calidad de la relación con los cuidadores y su participación en las decisiones.[110]

EL ACOMPAÑAMIENTO

Participar en un parto es una experiencia rica e intensa. Debido a la intensidad de las sensaciones que viven las mujeres, el acompañamiento es necesario. La preparación prenatal que hace el acompañante influencia su percepción del parto. Por ejemplo, los padres que han preparado el nacimiento de su hijo tienen una percepción mucho más positiva de su cónyuge que los otros.[111] Las mujeres cuya pareja participa activamente en el parto experimentan menos dolores y están más satisfechas que aquellas cuya pareja no está presente o no desempeña una función importante.[112]

Cuanto mejor preparada esté la pareja, más gratificante será la experiencia. Si, por la razón que sea, el padre no puede o no quiere participar, la presencia de una persona reconfortante y cariñosa te ayudará mucho. Así pues, la preparación prenatal se dirige tanto al acompañante como a la madre.

Para participar eficazmente, el acompañante debe:

- Saber cómo crear las condiciones propicias para favorecer un parto fisiológico, que respete las funciones del cuerpo; comprender la importancia de proteger la zona zen de la mujer creando un ambiente tranquilo, reconfortante, íntimo y cálido; decodificar los signos de estrés y angustia, y apoyar a la mujer con amor.
- Practicar las técnicas para modular la percepción del dolor: la respiración (*capítulo 4*), las posturas para aliviar a la mujer durante el parto y el alumbramiento (*capítulo 5*), los masajes (*capítulo 6*), la relajación (*capítulo 7*) y la imaginería mental (*capítulo 8*). De esta manera, el acompañante puede constituir un apoyo precioso para la mujer.

Las profesionales del acompañamiento (*doulas*) son un excelente medio de apoyo a la madre y al padre durante todas las fases del parto. No dudes en llamarlas.

EJERCICIO PRÁCTICO: TOMAR CONCIENCIA DE LOS DERECHOS DE LA MUJER EMBARAZADA

Para guiarte en tus preparativos para el nacimiento, lee los derechos de la mujer embarazada. Encontrarás en este documento una descripción de los derechos de las mujeres durante el embarazo, el parto, el alumbramiento y después del nacimiento del bebé. También podrías consultar las informaciones sobre el plan de nacimiento preparado por la Sociedad de Obstetras y Ginecólogos de Canadá.[113]

Estos pasos te ayudarán a hacer las elecciones acertadas para tus «deseos de nacimiento». Después puedes comentarlas con aquellos que te acompañarán y te asistirán.

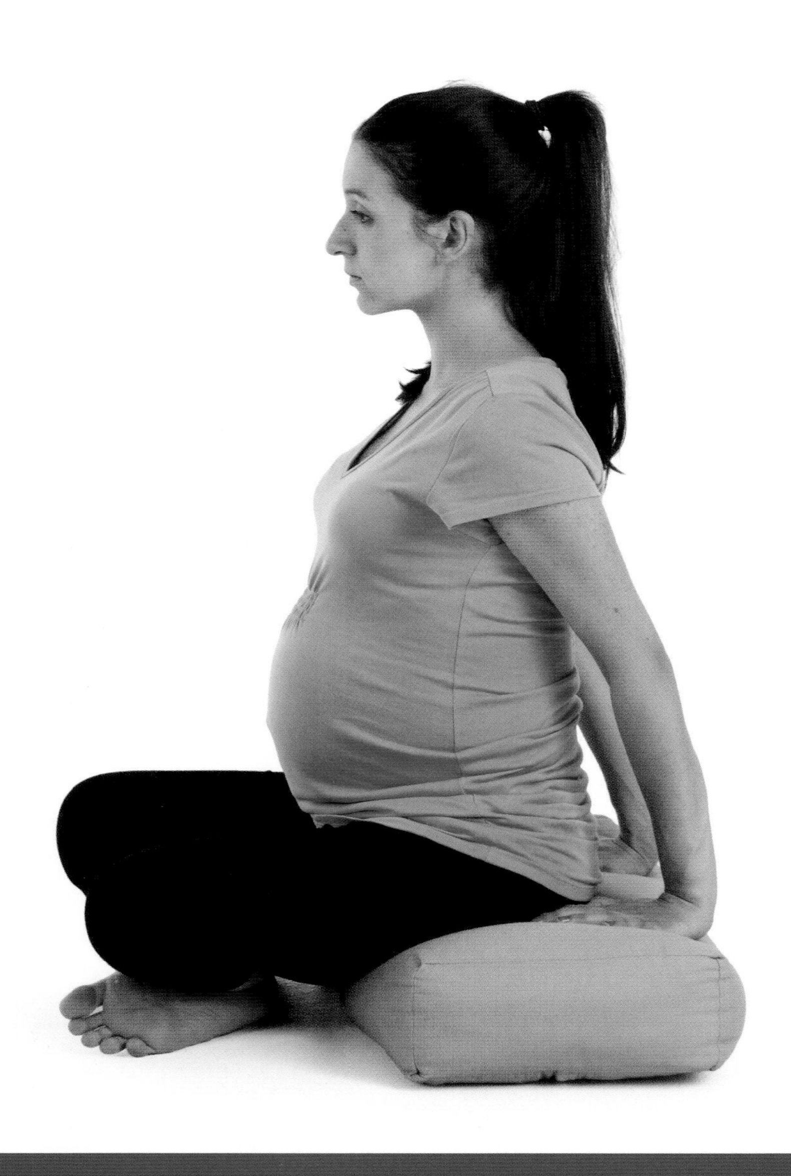

Capítulo 4

La respiración

LA RESPIRACIÓN

Durante todo el embarazo, la respiración consciente, lenta y profunda disminuye el estrés y la ansiedad, desarrolla la fuerza y la resistencia y permite contactar con el bebé que crece en nuestro interior. Durante el parto y el alumbramiento, reduce el estrés y las sensaciones fuertes gracias al desvío de la atención (tercer mecanismo).

La respiración es el reflejo de nuestro estado psicológico. Una respiración corta y entrecortada indica un estado de estrés y un pensamiento agitado, mientras que una respiración lenta y profunda traduce un estado de relajación y de calma interior. La respiración consciente oxigena el organismo, favorece la relajación, renueva la energía vital y clarifica el pensamiento.

Durante el embarazo, la gestión del estrés por la práctica de una respiración consciente, lenta y profunda, junto con el empleo de las posturas de yoga, es beneficiosa para tu bebé. Una investigación[114] ha demostrado que la aplicación de estas técnicas aumenta las posibilidades de llevar el embarazo a término y reducir los riesgos de tener un bebé de bajo peso. Ahora se ha reconocido que demasiado estrés durante el embarazo perjudica el desarrollo del feto.[115, 116]

Durante las contracciones, presta atención a tu respiración, ello calmará y ralentizará tus pensamientos. Mantente concentrada en tus sensaciones y silencia la mente, que a veces miente. De hecho, las estimulaciones racionales agitan el pensamiento y aumentan el estrés. Evita las cifras, los cálculos y las predicciones. La repetición de palabras clave que calman y apaciguan así como el hecho de mantener tu atención en las respiraciones te ayudará a vivir el momento presente, sin anticipar el futuro.

Durante las contracciones y entre ellas, las técnicas respiratorias rompen el círculo miedo-tensión-dolor.

Resumen del capítulo 4: la respiración

OBJETIVOS	MEDIOS
Durante el embarazo, reconocer cuándo se está bajo el efecto del estrés (estado psicológico)	◆ Observación consciente de la respiración
Durante el embarazo, oxigenar el cuerpo y contactar con el bebé	◆ Práctica de la respiración de base
Durante el parto y el alumbramiento, reducir el estrés y las sensaciones fuertes, relajarse y aprovechar los periodos de reposo	◆ Práctica de la respiración de base con o sin el canto de la U o el sonido BOA

En cuanto a las técnicas respiratorias, la función del acompañante es esencialmente la de un guía. Le recuerda a la mujer que espire profundamente y deje pasar la contracción relajando las nalgas, la boca y los labios.

En cuanto a la mujer, su función consiste en practicar las técnicas respiratorias todos los días, antes de la sesión de yoga. Debe utilizar la respiración como un indicador de su estado; en el parto, espirar lentamente y a fondo.

LAS TÉCNICAS RESPIRATORIAS

La respiración facilita la relajación, se realiza sin esfuerzo y el cerebro rara vez se preocupa. Sin embargo, una espiración parcial al 70% de la capacidad pulmonar durante algunos ciclos respiratorios desencadena inmediatamente un sentimiento de ansiedad. Por el contrario, una respiración lenta y una espiración profunda bastan la mayor parte del tiempo para tranquilizar.[116]

Cuando uno está estresado o tiene miedo, la respiración se corta y se retiene. La cantidad de oxígeno que consigue llegar al cerebro disminuye, y los tejidos y los músculos se tensan. La ansiedad provocada de esta manera inicia el ciclo miedo-tensión-dolor.

Durante el embarazo y en el momento del parto, una respiración lenta y profunda:

- Proporciona una mejor oxigenación a la madre y a su bebé.
- Aumenta el trabajo de los músculos respiratorios que mueven el diafragma del perineo y el de la respiración.
- Favorece la relajación física y mental.
- Incrementa la concentración de la madre y le ayuda a controlar sus pensamientos.

El ciclo y el ritmo respiratorios

Cada respiración está compuesta de un ciclo respiratorio que se divide en cuatro tiempos:

1. La inspiración (IN) consiste en llenar los pulmones de aire.
2. La retención plena (RP) designa la pausa cuando los pulmones están llenos. Su duración varía según el efecto deseado. Durante el embarazo no se practica retención plena debido a la presión que ejerce el diafragma sobre el útero.
3. La espiración (ES) consiste en vaciar los pulmones de aire.
4. La retención vacía (RV) designa la pausa cuando los pulmones están vacíos.

El ritmo respiratorio que te sugerimos practicar durante el embarazo es el 1-0-1-0 (IN = 1, RP = 0, ES = 1, RV = 0), lo que significa que la inspiración y la espiración tienen una duración equivalente y que no hay periodo de retención (ni pleno ni vacío). A medida que practiques las técnicas respiratorias, podrás alargar la inspiración y la espiración. Inspira y espira durante unos segundos solamente, con suavidad.

Empieza cada sesión de práctica con la observación consciente y pasiva de tu respiración. De esta manera definirás la duración del ciclo de la inspiración y de la espiración. Después de tres o cuatro respiraciones, tal vez serás capaz de prolongar la inspiración y la espiración. Ve suavemente. Vuelve a la duración inicial para concluir tu práctica observando de nuevo la respiración.

Contar las respiraciones en espiral

Existe un medio simple para ayudarte a concentrarte en la respiración: contar los ciclos respiratorios con los dedos de la mano, dibujando una espiral en las falanges (*ilustración 4.1*).

Coloca el pulgar de la mano izquierda en la falange proximal del dedo índice de la misma mano. Cuenta uno para un ciclo respiratorio que comprende la inspiración (IN) y la espiración (ES). Mueve el pulgar a la falange intermedia del índice para la ejecución del próximo ciclo. Procede así para una serie de doce ciclos, dibujando una espiral que termina en la falange intermedia del dedo anular.

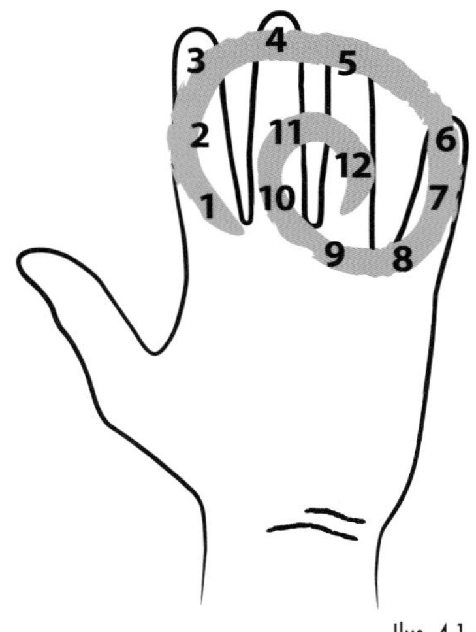

Ilus. 4.1

En el parto, esta espiral te ayudará a seguir concentrada en tu respiración más que en tus sensaciones intensas. El objetivo es mantener la mente ocupada para que no se active y cree pensamientos negativos del tipo «no soy capaz», «no sirvo para vivir las contracciones», «las sensaciones son demasiado fuertes», etc.

En los siguientes párrafos, te propongo algunas técnicas respiratorias adaptadas a las mujeres embarazadas.

La respiración de base

La respiración de base es una respiración sencilla y útil para practicar:

- Durante el embarazo, para desarrollar tu capacidad pulmonar, relajarte, llenarte completamente y despejar la mente.
- Durante las contracciones y entre ellas, para mantenerte tranquila y reducir el estrés y las sensaciones intensas al desviar la atención (tercer mecanismo, *tabla 2.1*).

Puedes practicarla del siguiente modo:

1. Antes de empezar el ejercicio, observa conscientemente tu respiración sin cambiarla.
2. Espira lentamente por la nariz.
3. Inspira con todo el cuerpo. Imagina que el aire entra por tus pies. Haz que pase a tus piernas, a tu pelvis, e hincha el pecho, que se expande a los lados, en grosor y en altura.
4. Observa el movimiento de apertura.
5. Observa el movimiento de cierre espirando por la nariz.

Cuando inspiras, el diafragma desciende para dejar que los pulmones se llenen. Cuando espiras, se eleva y vacía los pulmones. Libera la presión que se ejerce sobre el útero, lo que proporciona alivio. El diafragma del perineo sigue los movimientos del diafragma respiratorio. Desciende en la inspiración y se eleva en la espiración. Es este movimiento del perineo el que alivia.

Entre las contracciones, respira lenta y profundamente por la nariz, relajando la garganta. La respiración es armoniosa y te permite recuperarte. Mantente en tu burbuja. Escucha y observa tu respiración. Mantente atenta a tu aliento. Recárgate de energía. Descansa.

La respiración de base cantando

En esta respiración, todas las etapas son las mismas que las de la respiración de base, con la excepción de la espiración, que se hace por la boca en lugar de por la nariz y cantando el sonido U o el sonido BOA,[117] que mueven el diafragma respiratorio y el del perineo sin esfuerzo. De esta manera, la presión en el útero es menor. Relaja las nalgas, la boca y los labios para que el perineo se mantenga flexible.

La respiración de base cantando es útil durante las contracciones largas e intensas.

La respiración superficial

Si se manifiestan las ganas de empujar y el cuello no está completamente dilatado o si tienes que ralentizar el empuje para proteger tu perineo, reduce la presión en el perineo eligiendo posturas de las nalgas en el aire (*figuras 4.1 y 4.2*). Espira e inspira de manera muy superficial para evitar ejercer presión en el útero.

Si es necesario, consulta la tabla 4.1, que presenta una síntesis de las técnicas respiratorias.

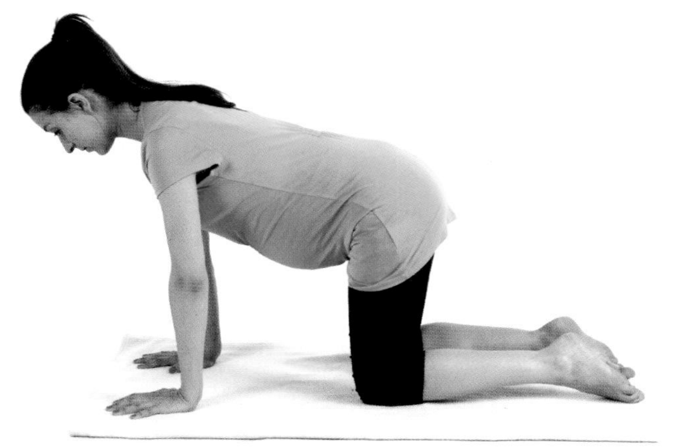

Fig. 4.1

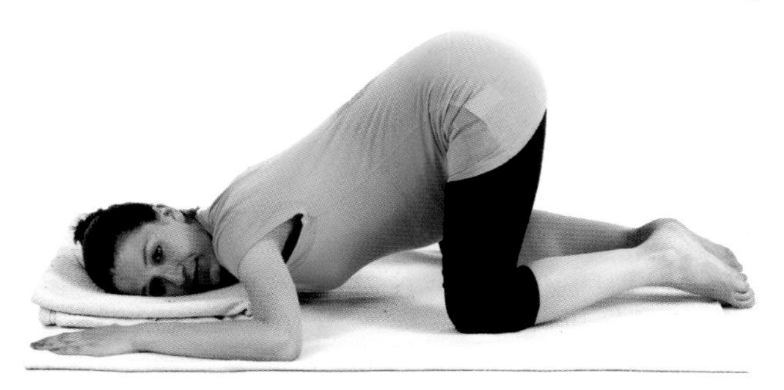

Fig. 4.2

Tabla 4.1 – Las tres técnicas respiratorias

TÉCNICA	DESCRIPCIÓN	UTILIZACIÓN
Respiración de base	• Espira por la nariz • Inspira por la nariz imaginando que el aire entra por todo el cuerpo • Durante la contracción, relaja las nalgas, la boca y los labios	• Para relajarte durante la vida cotidiana • Entre cada contracción • Durante todo el parto, si experimentas bienestar
Respiración de base cantando	• Espira cantando el sonido U o BOA durante la espiración	• Durante las contracciones intensas y largas • Cuando tengas dificultades para respirar
Respiración superficial	• Espira e inspira de manera muy superficial para evitar ejercer una presión en el útero	• Cuando el cuello no está completamente dilatado y tienes ganas de empujar

Tu respiración durante el embarazo

Las siguientes son algunas pautas destinadas a facilitar la práctica de las técnicas respiratorias durante el embarazo:

- Realiza tu práctica de las técnicas respiratorias en ayunas, si es posible por la mañana; si no, en cualquier momento del día.
- Practica las respiraciones en posición acostada: consulta las variantes de la postura de relajación (*figura 1.31*). Si tu musculatura se vuelve más firme, adopta la postura sentada con las piernas cruzadas (*figura 1.10*) o la postura sentada sobre las rodillas (*figura 1.13*), ambas presentadas en el capítulo 1.
- Asegúrate de mantener la espalda recta, para permitir que el diafragma respiratorio se mueva, y con los hombros hacia abajo y girados hacia atrás para liberar y abrir el pecho. Cuando la postura es la adecuada, la respiración es fácil.
- Nunca fuerces la respiración.
- Si tu presión arterial aumenta, si aparecen sofocos, si tu cara enrojece o si te falta el aire, reduce la duración de la inspiración y de la espiración o alterna con las respiraciones normales.

Tu respiración durante el parto

Te doy algunas pautas para facilitarte la práctica de las técnicas respiratorias durante el parto:

- Practica las técnicas respiratorias, independientemente de la posición en la que te encuentres. Si tu respiración es corta y entrecortada, asegúrate de tener la espalda recta, los hombros girados hacia atrás y el pecho liberado.
- Concéntrate en la respiración para seguir escuchando tus sensaciones y evitar los juegos mentales, a veces engañosos.
- Espira profundamente por la nariz en cada contracción.
- Haz sonidos o canta el sonido U o BOA si es necesario.
- Deja la boca, la lengua y las nalgas blandas para relajar los músculos del suelo pélvico.
- Ajusta la respiración según la intensidad de la contracción (duración de la espiración).
- Nunca retengas el aliento, ya que esto no hará más que aumentar la presión en el útero y, en consecuencia, la intensidad de la sensación.
- Observa cómo te sientes durante las contracciones. La respiración es uno de los indicadores que te permiten tomar conciencia de tus sensaciones. Si tú o tu pareja mostráis uno de los siguientes signos: cara pálida o roja, mandíbulas y dientes apretados, cara tensa, manos crispadas o dedos de los pies estirados, espirad profundamente y relajad los labios, la boca y las nalgas.
- Aprovecha los periodos entre las contracciones para relajarte. Practica las respiraciones lentas y profundas.

EJERCICIO PRÁCTICO: UNA OXIGENACIÓN ÓPTIMA

El siguiente ejercicio está diseñado para ayudarte durante el embarazo y el parto, pues favorece una buena oxigenación para ti y tu bebé. Sirve igualmente para desarrollar el hábito de respirar conscientemente en periodos de estrés.

- Efectua dos series de doce respiraciones todos los días contando con los dedos (*ilustración 4.1*).
- Realiza tu sesión de respiraciones antes de las posturas de yoga o en cualquier momento, preferiblemente con el estómago vacío.
- Inspira y espira por ambas fosas nasales, sin restringir la garganta, según el ritmo 1-0-1-0. Continúa progresivamente y no fuerces nunca la respiración.
- Empieza con una respiración corta y aumenta gradualmente su duración para terminar de nuevo en una respiración corta.
- Si estás cansada, acuéstate y descansa.

Tu sesión de respiración

1. Colócate en la postura de relajación (*figura 1.31*). Hacia el final del embarazo, practica en la postura sentada con las piernas cruzadas (*figura 1.10*) o sentada sobre las rodillas (*figura 1.13*).
2. Con los ojos abiertos, observa tu respiración sin cambiar. Es la respiración consciente.
3. Con los ojos cerrados, empieza la práctica de la serie de veinticuatro respiraciones de base.
4. Al final de las veinticuatro respiraciones, observa tu respiración y cómo te sientes.
5. Anota tu práctica en un cuaderno, en el que describirás la respiración que has practicado (1-0-1-0, duración de la inspiración y de la espiración) y sobre todo cómo te sientes después de la sesión.

Este es un ejemplo de la forma en la que se podrían anotar las sesiones de respiraciones.

DURACIÓN(ES)				NÚMERO DE CICLOS
IN	RP	EX	RV	
3	0	3	0	3
5	0	5	0	18
3	0	3	0	3
			Total	24

«Al comienzo estaba un poco agitada, con la respiración corta. Después de algunas respiraciones, me he tranquilizado y he sentido que una cierta paz invade mi cuerpo».

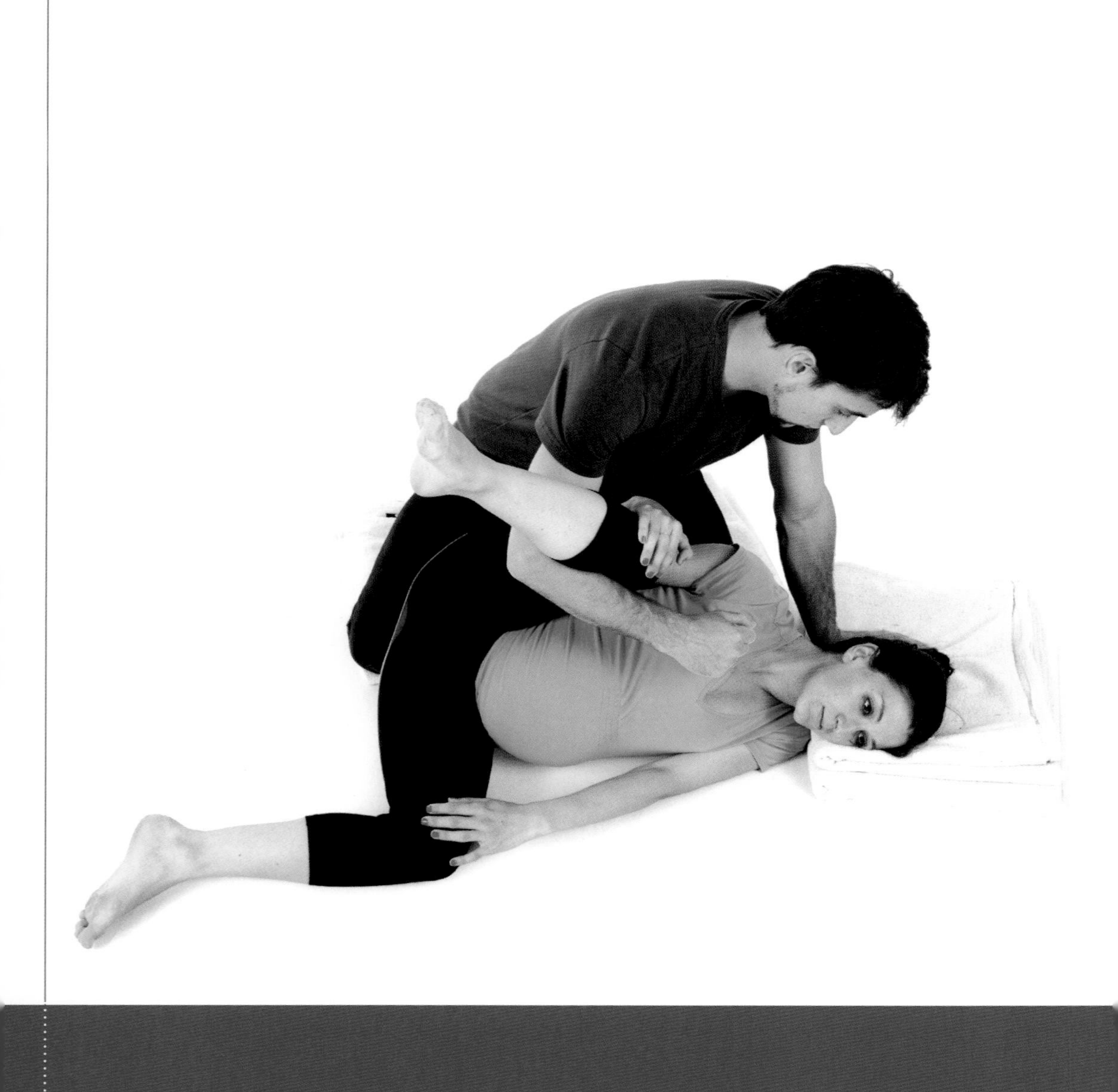

Capítulo 5

El movimiento

EL MOVIMIENTO

Los días en los que se les prohibía a las mujeres moverse durante el parto y el alumbramiento han terminado. Ahora se sabe que adoptar diferentes posturas aumenta la eficacia de las contracciones y facilita el descenso el bebé en la pelvis, lo que hace el parto más fácil y menos largo.[118, 119, 120, 121]

No existe una posición universal. Las posturas que alivian durante el parto varían para cada mujer, e incluso en una misma mujer difieren según el desarrollo del parto. Las posiciones descritas en este capítulo son proposiciones para llevarte a percibir tu cuerpo, a aliviar algunas incomodidades y a darte la oportunidad de descubrir formas de sentirte bien, al tiempo que se favorece la fisiología, es decir, las funciones naturales de tu cuerpo.

Experimentarás diferentes posiciones durante el embarazo tomando conciencia de las sensaciones y de los beneficios que te proporcionan. Sé creativa el día del nacimiento y confía en tus sensaciones y en tu instinto. Podrás inventarte posturas y movimientos que te aliviarán y actuarán favorablemente en la evolución del parto. De hecho, al variarlas, te aprovecharás de las siguientes ventajas:

- Contracciones de una mejor calidad que ayudarán a dilatar el cuello del útero.
- Facilitarás la colocación y del descenso del bebé en tu pelvis.
- Se reducirán tus necesidades analgésicas.[122]

Resumen del capítulo 5: el movimiento

OBJETIVOS	MEDIOS
Aliviar a la mujer durante todas las fases del parto	◆ Práctica de posturas de pie, sentada, de rodillas y acostada, que favorecen la relajación y la práctica de masajes
Optimizar el desarrollo fisiológico del parto y del alumbramiento	◆ Práctica de posiciones que favorecen la apertura de la pelvis, así como la alineación y el descenso del bebé en la pelvis de la madre
Optimizar los esfuerzos de la madre durante la expulsión	◆ Establecimiento de un entorno propicio para que el reflejo de expulsión se active ◆ Conocimiento de las acciones que se deben tomar si el reflejo de expulsión no se activa
Favorecer la participación activa de la pareja	◆ Presencia continua, cariñosa y de ayuda de la pareja ◆ Colaboración de la pareja en la realización de las posturas y de los masajes que favorecen el alivio y la relajación de la mujer ◆ Respeto y protección de la zona zen de la mujer por parte de la pareja

Durante el parto, la función del acompañante consiste en ayudar a la mujer a crear su zona zen y a que se mantenga, gracias a las posturas para concentrarse y sentir alivio. Para que el reflejo de expulsión se active, el acompañante crea un entorno propicio: luces tamizadas, ambiente de intimidad, seguridad y amor. Durante la expulsión del bebé, tiene confianza en su pareja, ya que sabe que ella dispone de los recursos para traer al niño al mundo.

La función de la madre consiste en seguir sus impulsos para encontrar las posiciones que aumenten su comodidad y favorezcan el descenso del bebé. Durante la expulsión, se sitúa en vertical (en cuclillas, de rodillas) o se acuesta de lado, si está cansada, y deja descender al bebé hasta que se active el reflejo expulsivo. Aunque tenga miedo, sigue siendo valiente y confía en su cuerpo.

MOVERSE DURANTE EL TRABAJO ACTIVO

Estas son algunas pautas que podrán guiarte durante tu búsqueda de la comodidad:[123, 124, 125, 126, 127, 128, 129. 130, 131]

- Sigue tu instinto. Las sensaciones intensas te guiarán. Trata de mejorar tu comodidad, una contracción a la vez. Sed creativos, tu pareja y tú.
- Añade a las posiciones propuestas en este capítulo las posturas descritas en el capítulo 1, ya que también sirven para liberar las tensiones, equilibrar la pelvis y favorecer el descenso óptimo del bebé. El objetivo de estas posiciones es el de hacer el parto más fácil, eficaz y seguro.
- Levanta los brazos y estira la espalda para facilitar la respiración.

- Varia el ángulo de los pies, ya que la apertura y el cierre de los pies hacen mover las articulaciones de la pelvis y facilitan el descenso del bebé.[132]
- Relaja los abdominales y las piernas para evitar las tensiones que aumentan las sensaciones fuertes de las contracciones. Relaja el perineo profundo aflojando las nalgas.
- Espira relajando las mejillas y los labios. Abrázate a tu pareja y déjate llevar abandonándote totalmente en ella, en un balón o en un apoyo. Imagínate que eres flexible por dentro.
- Inclínate hacia delante para facilitar la posición óptima del bebé en el útero (su espalda se vuelve hacia tu vientre).
- Trae tu alfombra de yoga para variar las posiciones del suelo y utiliza diferentes objetos para ayudarte: cojines, balones, lavabo, rebozo[133] (pañuelo grande para llevar al bebé), taburete, mesa, sillas, etc.
- Varia las posturas si es necesario y según tu instinto.
- Evita las posiciones acostada boca arriba, ya que aumentan las tensiones de la parte inferior de la espalda, restringen la circulación sanguínea debido a la compresión de la vena cava y dificultan el descenso del bebé.

Si después de unos minutos observas que tu posición no te alivia o que el bebé no desciende, prueba otras posturas, aunque sabiendo que ninguna de ellas reducirá a cero las sensaciones que experimentas. Si tienes un monitor electrónico para seguir la progresión del ritmo cardiaco del niño, continúa moviéndote teniendo cuidado de estabilizar el sensor. Si es necesario, el acompañante puede reorientarlo, al tiempo que lo mantiene en el mismo lugar en tu vientre, para que el aparato registre los datos.

Moverse durante el parto implica una serie de importantes beneficios. El primero es facilitar la dilatación del cuello del útero. Bajo el efecto de la contracción, el útero se inclina hacia delante. Cuando estás en posición de pie (o de rodillas), con la espalda recta, el útero no tiene que luchar contra el fenómeno de la gravedad (*figura 5.1*).

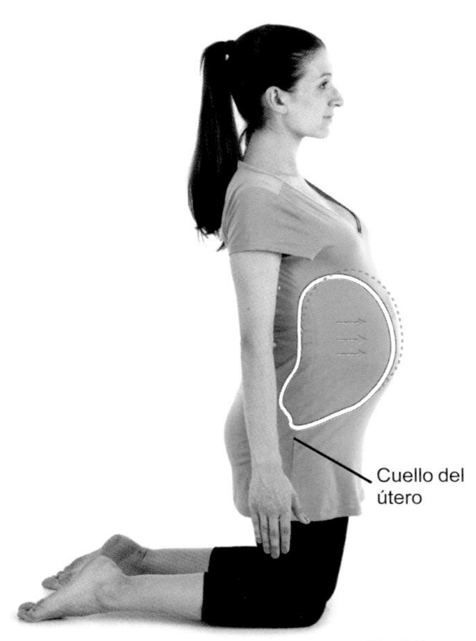

Fig. 5.1

EL ÚTERO SE INCLINA HACIA DELANTE DURANTE LA CONTRACCIÓN

Cuando estás acostada sobre la espalda (*figura 5.2*) o semiinclinada hacia atrás, el útero tiene que trabajar contra la gravedad.[134]

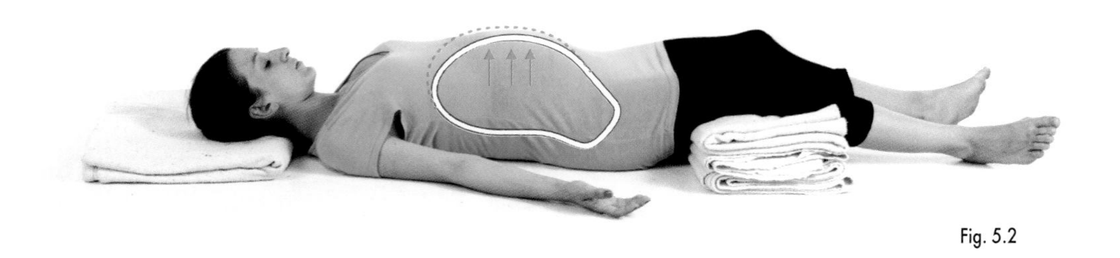

Fig. 5.2

EL ÚTERO TRABAJA CONTRA LA GRAVEDAD PARA INCLINARSE

Cuando la espalda está inclinada hacia delante, el útero se beneficia de la gravedad, lo que le ayuda a inclinarse (*figura 5.3*).

LA GRAVEDAD AYUDA AL ÚTERO A INCLINARSE

La utilización del balón

El balón empezó a utilizarse en las maternidades a principios de 1990. Simple y de bajo coste, ofrece varias ventajas que las mujeres aprecian durante el parto. Para beneficiarte plenamente de los beneficios del balón, asegúrate de tomar las siguientes precauciones:

- Asegúrate de que tu balón está limpio.

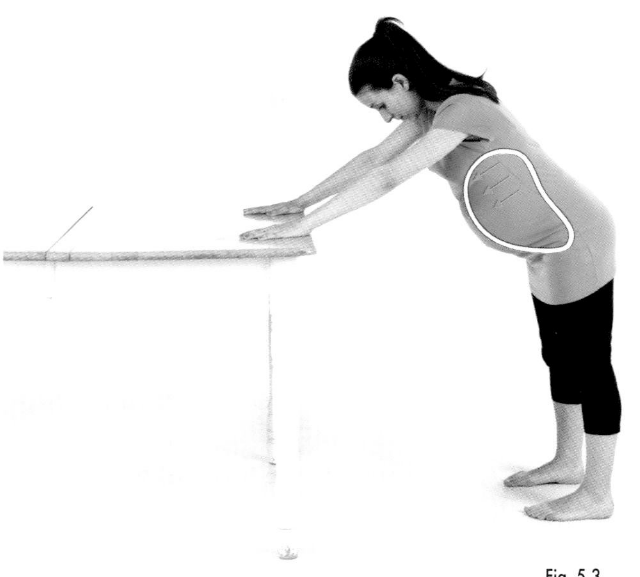

Fig. 5.3

- Coloca una manta, una alfombra o una toalla debajo del balón para mantenerlo limpio.
- Antes de sentarte en el balón, asegúrate de cubrirlo con una toalla que podrás cambiar si fuese necesario.
- Estabiliza el balón de manera que te sientas segura, apoyándote en tu pareja, una pared o una silla, por ejemplo.
- Pide el apoyo de tu pareja para subir y bajar del balón.
- Elige un balón de buen tamaño. En general, cuando estés sentada en él, la parte delantera de tu pierna y el muslo tendrían que formar un ángulo recto.

Deja volar tu imaginación utilizando el balón de diferentes maneras, por ejemplo:

- Para masajear tu espalda colocándolo entre tú y la pared.
- Para apoyar la parte superior de tu cuerpo colocándolo delante de ti.
- Para acostarte de lado poniéndolo a tu lado.
- Para arquear tu espalda haciendo que descanse encima de él.

Diferentes posiciones para facilitar el trabajo activo

Todas las posiciones descritas en los siguientes párrafos tienen como objetivo aliviarte durante el trabajo activo. Sé valiente, tus esfuerzos serán recompensados.

POSICIÓN DE PIE, APOYADA EN UNA PARED, EN TU PAREJA O EN EL BALÓN

Aquí se te proponen cuatro posiciones de pie:

1. De pie, con la frente apoyada contra la pared, dobla los brazos por encima de la cabeza (*figura 5.4*). Varía el ángulo de los pies. Mueve suavemente la pelvis hacia la derecha y después hacia la izquierda.
2. Una alternativa consiste en tomar apoyo en tu pareja (*figura 5.5*). Cuando relajas las piernas, la espalda se estira, lo que proporciona un alivio adicional (*figura 5.6*).
3. De pie, con la parte superior del cuerpo apoyada contra el balón, que está colocado sobre una mesa, una cama o la pared, estira los brazos (*figura 5.7*). Varía el ángulo de los pies para mover las articulaciones de la pelvis. Mueve suavemente

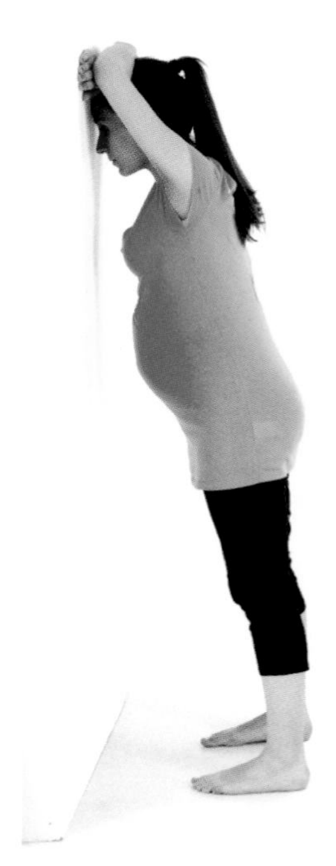

Fig. 5.4

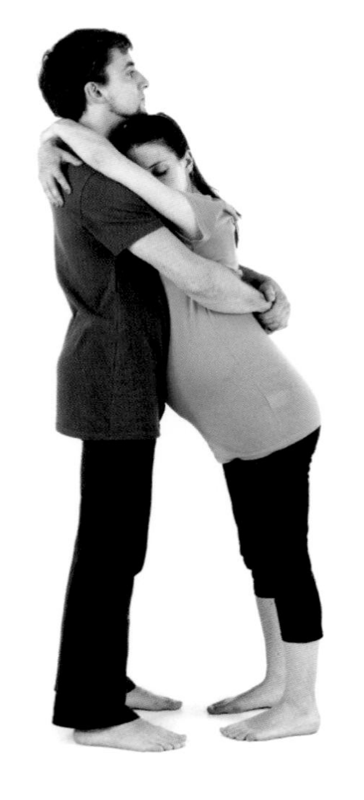

Fig. 5.5

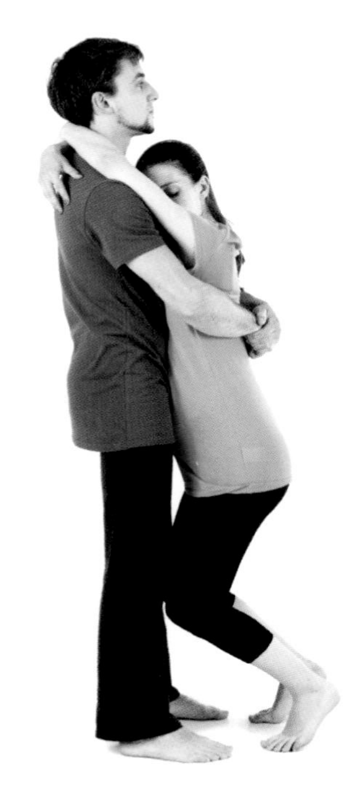

Fig. 5.6

la pelvis hacia la derecha y después hacia la izquierda. Esta posición ayuda a hacer que baje el bebé.

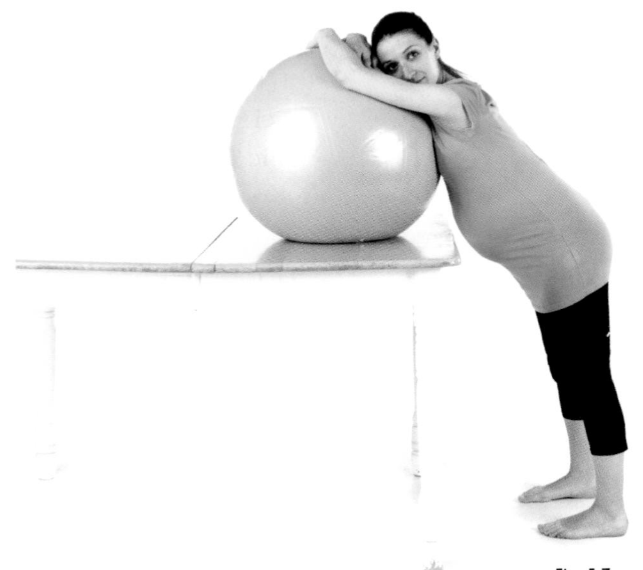

Fig. 5.7

POSICIÓN MEDIO DE PIE Y SENTADA APOYADA EN UNA PARED

La siguiente posición permite la relajación del perineo.

Siéntate en el muslo de tu pareja, que está de pie detrás de ti (*figura 5.8*).

ETAPAS

1. Apoya la parte superior de tu cuerpo contra la pared, delante de ti, y eleva los brazos por encima de la cabeza.
2. Relaja los abdominales, las piernas, las nalgas y el perineo profundo. Imagina que eres flexible por dentro.
3. Mueve la pelvis siguiendo ligeros movimientos inducidos por el muslo de tu pareja.

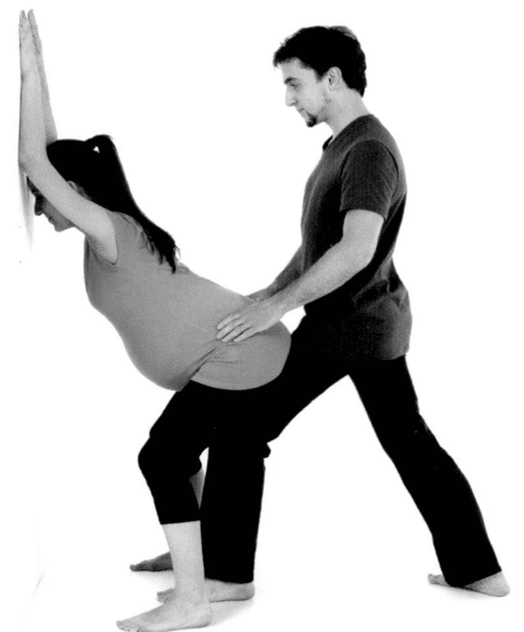

Fig. 5.8

POSICIÓN DE RODILLAS INCLINADA HACIA DELANTE

Las siguientes cinco posiciones son eficaces para aliviar la espalda y facilitar el masaje. Busca comodidad ajustando la altura del apoyo debajo de los brazos, poniendo el perineo sobre tu pareja o sobre un cojín semirrígido, colocando una manta entre tus talones y tus nalgas o incluso poniendo un pie en el suelo para crear una posición medio sentada, medio en cuclillas. La pareja utiliza un rebozo para sostener y acunar tu vientre.

ETAPAS

1. Mediante la colocación de una manta entre tus talones y tus nalgas, reducirás la presión en los tobillos (*figura 5.9*). Alivia las tensiones al ejercer una presión en la parte inferior de la espalda estirada.
2. Apoya la parte superior del cuerpo en una silla para crear más altura (*figura 5.10*). Colocando un pie en el suelo de manera que estés medio de rodillas y medio en cuclillas, crearás una asimetría que abre la pelvis.

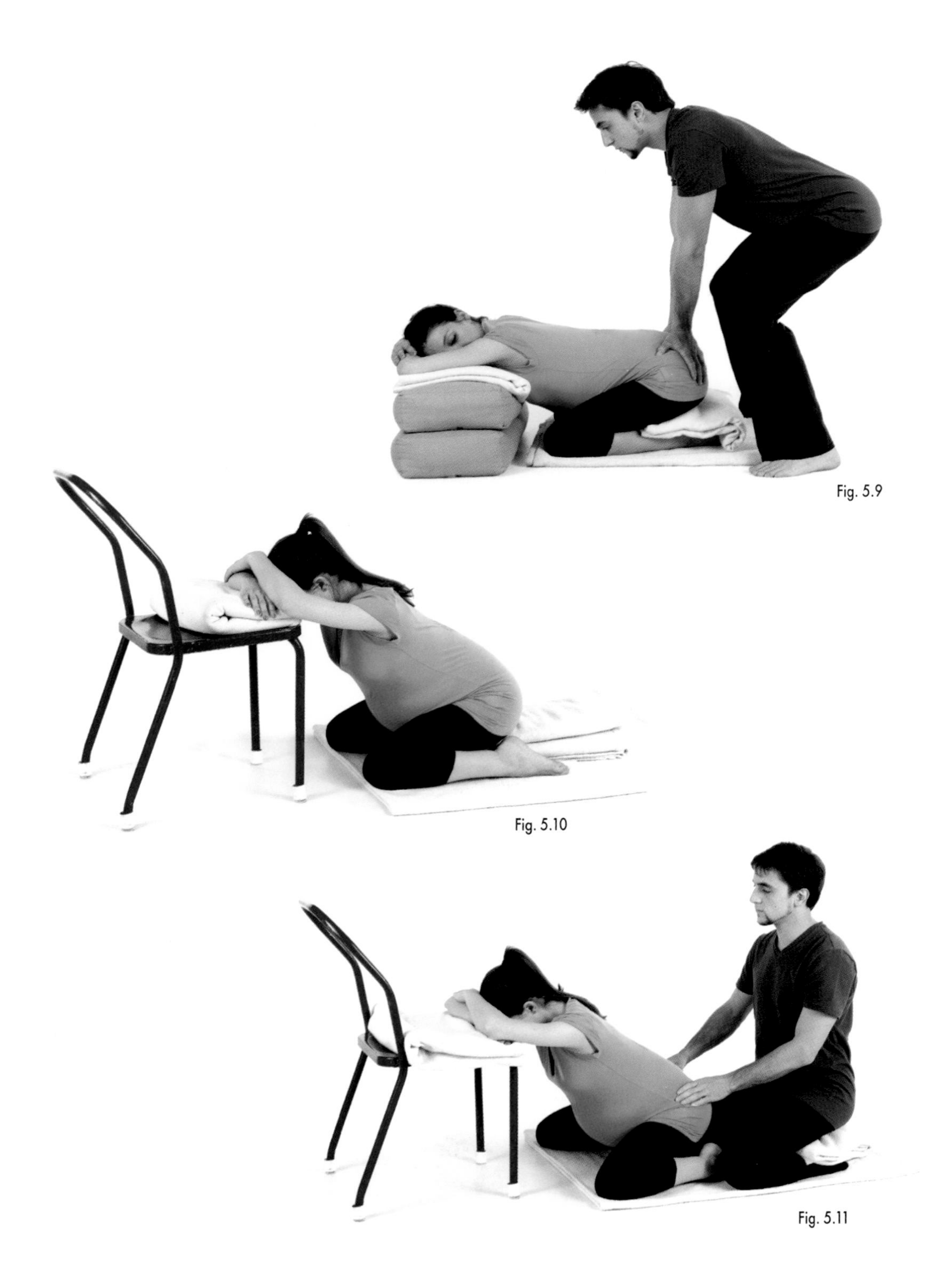

Fig. 5.9

Fig. 5.10

Fig. 5.11

3. Otra manera de reducir la presión sobre los tobillos y las piernas es apoyar el perineo en un apoyo o en la rodilla de la pareja (*figura 5.11*).
4. El rebozo es una excelente herramienta para aliviar las tensiones de la espalda (*figura 5.12*). Después del nacimiento podrá servir para llevar al bebé.
5. Durante las contracciones intensas, apoya los antebrazos en el suelo y relaja la cabeza y las nalgas. El rebozo ayuda a crear en la pelvis una tracción que alivia (*figura 5.13*).

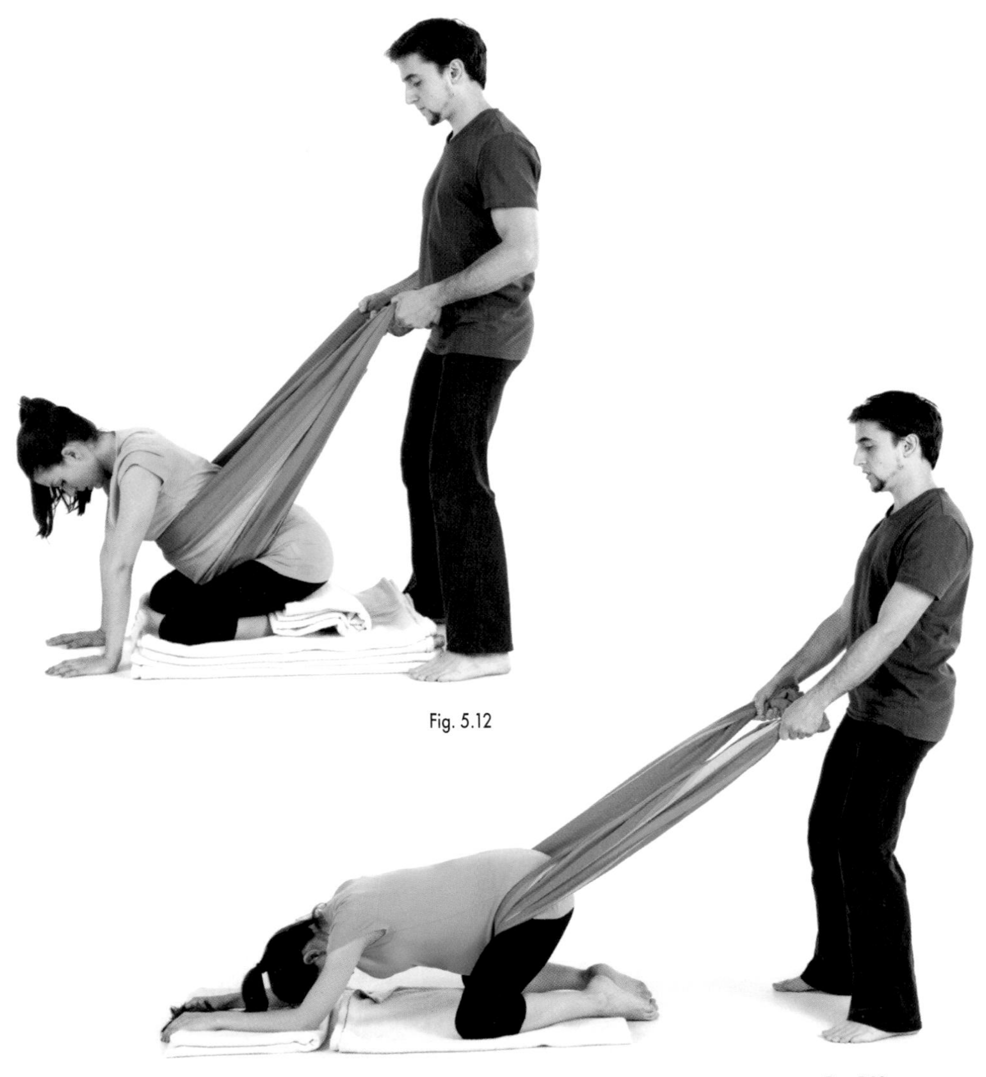

Fig. 5.12

Fig. 5.13

POSICIÓN SENTADA EN UN BALÓN INCLINADA HACIA DELANTE

Te propongo tres posiciones sentadas sobre un balón.

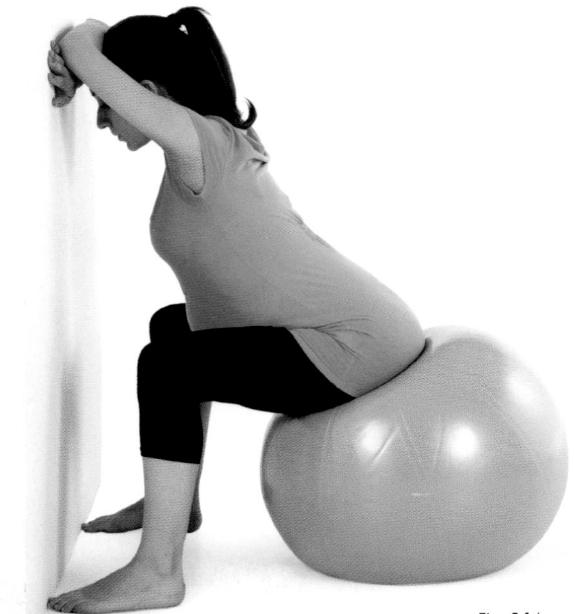

Fig. 5.14

ETAPAS

1. Aunque estés sentada en un balón con los dedos de los pies cerca de la pared, estira la espalda y abre el pecho, apoyando los codos en la pared (*figura 5.14*).
2. Apoya la parte superior del cuerpo en una mesa (*figura 5.15*). Relaja las nalgas balanceándote en el balón y haz que te masajeen la parte inferior de la espalda.

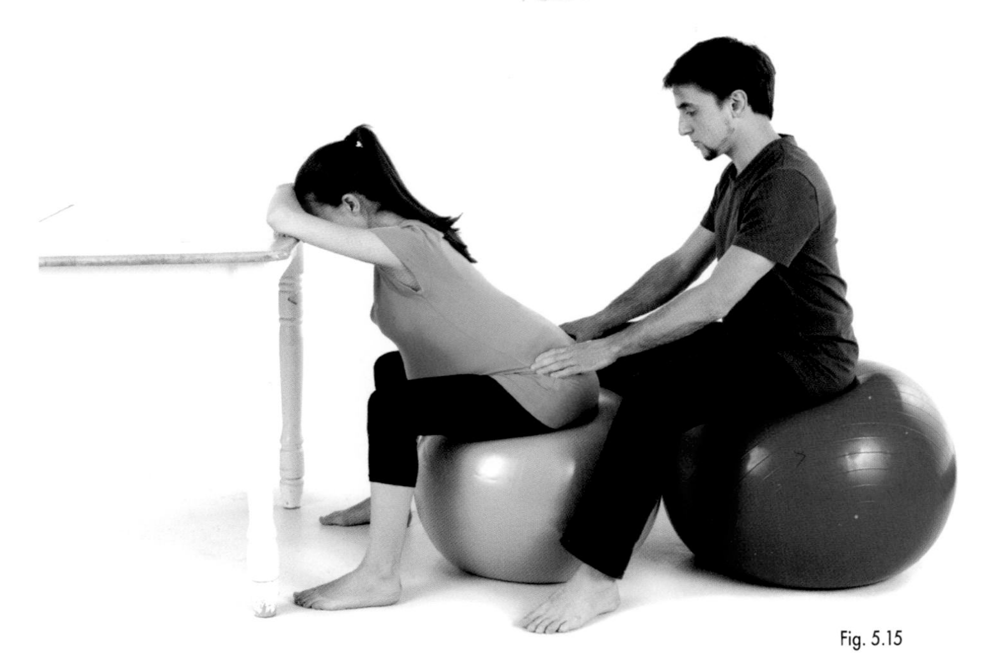

Fig. 5.15

3. Entre las contracciones, descansa apoyándote en tu pareja (*figura 5.16*).

Efectos benéficos

- El vientre está inclinado hacia delante. De esta manera, el útero se beneficia de la gravedad, que le ayuda a inclinarse y a dilatarse.
- Los brazos están levantados, y la espalda estirada para facilitar la respiración.
- El bebé se mueve en la pelvis gracias a los pequeños movimientos de las caderas.

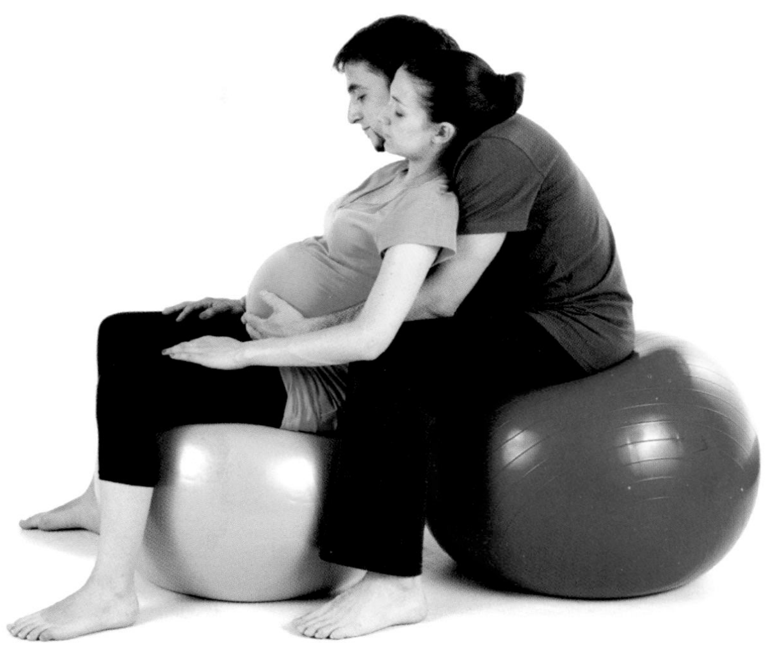

Fig. 5.16

POSICIÓN EN CUCLILLAS CON LOS BRAZOS EN SUSPENSIÓN

La posición en cuclillas con los brazos en suspensión puede favorecer el descenso del bebé. La práctica de esta postura se facilita con la utilización del rebozo, que contribuye al estiramiento de la espalda. Los pies están abiertos hacia el exterior cuando el bebé está arriba y en paralelo cuando el bebé está abajo. Tienes tres opciones.

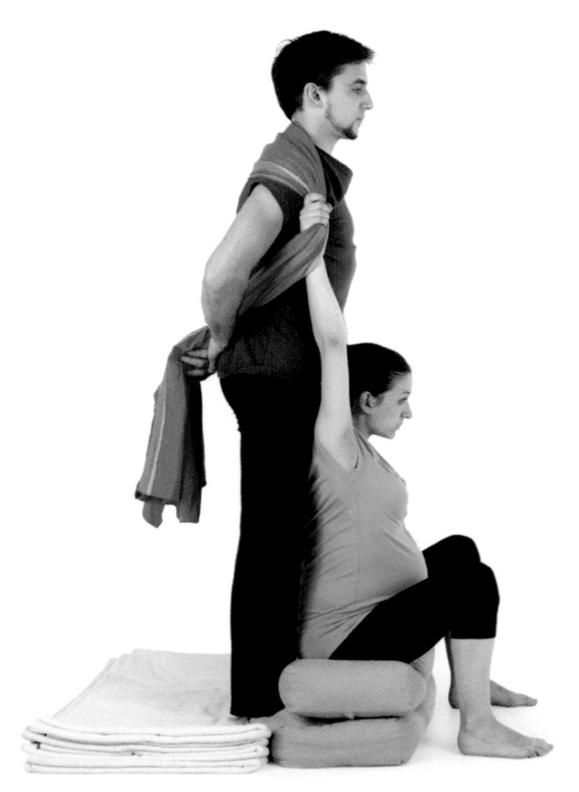

Fig. 5.17

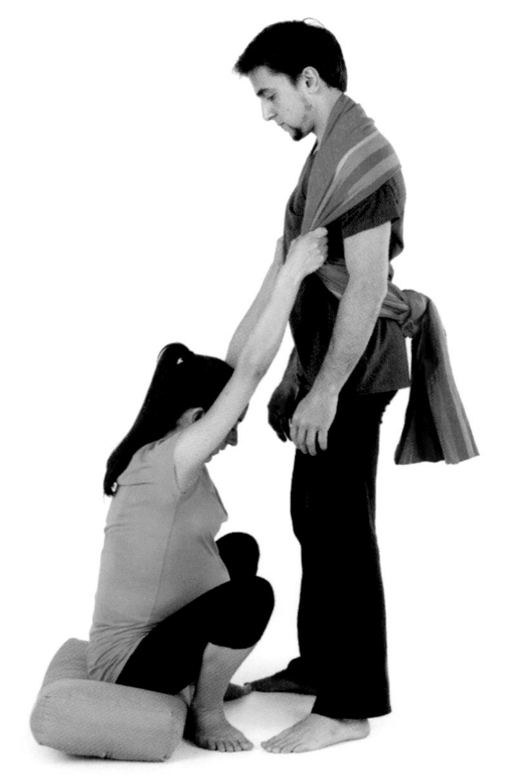

Fig. 5.18

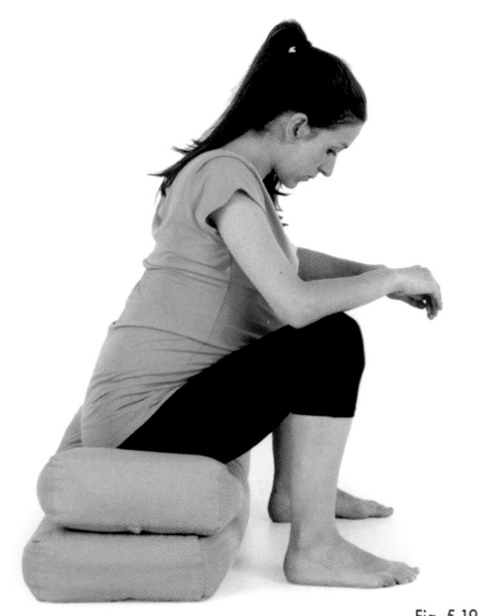

Fig. 5.19

ETAPAS

1. Estira la espalda hacia arriba con la ayuda de tu pareja, que está situada detrás de ti (*figura 5.17*). Para proteger la nuca de tu pareja, asegúrate de pasar el rebozo por detrás de su espalda.
2. Colócate delante de tu pareja (*figura 5.18*).
3. Colócate en la postura en cuclillas, sentada en los apoyos semirrígidos, con los brazos apoyados en las rodillas (es la más fácil de practicar) (*figura 5.19*).

POSICIÓN EN CUCLILLAS CON EL TRONCO EN SUSPENSIÓN

Otra manera de obtener los beneficios de la postura en cuclillas consiste en suspenderte entre las piernas de tu pareja, que está sentada en un taburete elevado, una mesa o una cama. Sus pies descansan en unas sillas más bajas [135] (*figura 5.20*).

Efectos benéficos

- Las contracciones son más fuertes y más frecuentes.[136, 137]
- Los diámetros de la pelvis crecen.
- La gravedad favorece el descenso del bebé.

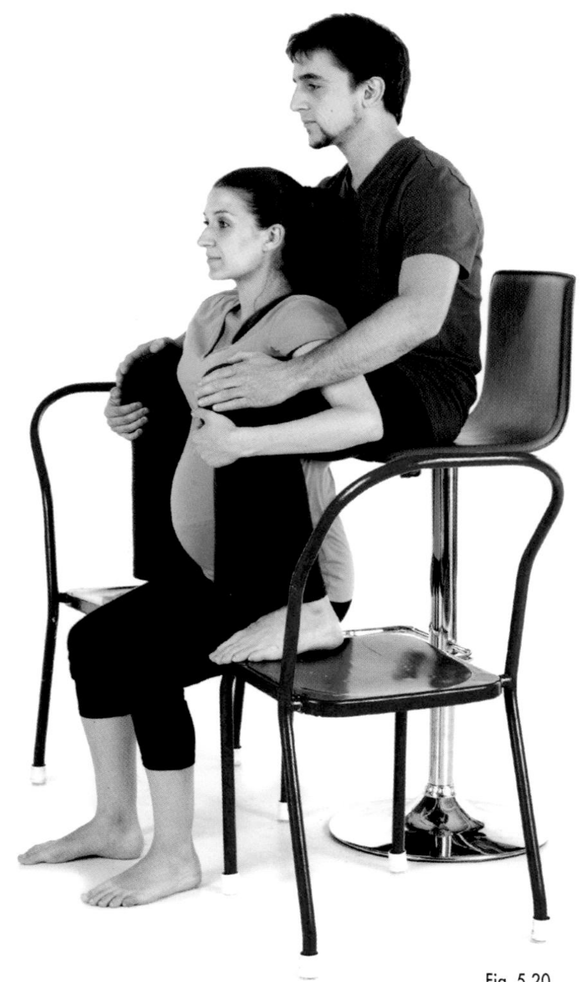

Fig. 5.20

POSICIÓN ACOSTADA PARA EL EXAMEN

Durante el examen que sirve para medir la progresión del parto, la pareja sujeta el peso de las piernas para que la mujer relaje los abdominales, las piernas y las nalgas (*figura 5.21*). Cuando las rodillas se sujetan de esta misma manera, los músculos abdominales, los abductores y el perineo se relajan, lo que atenúa la incomodidad de la contracción.

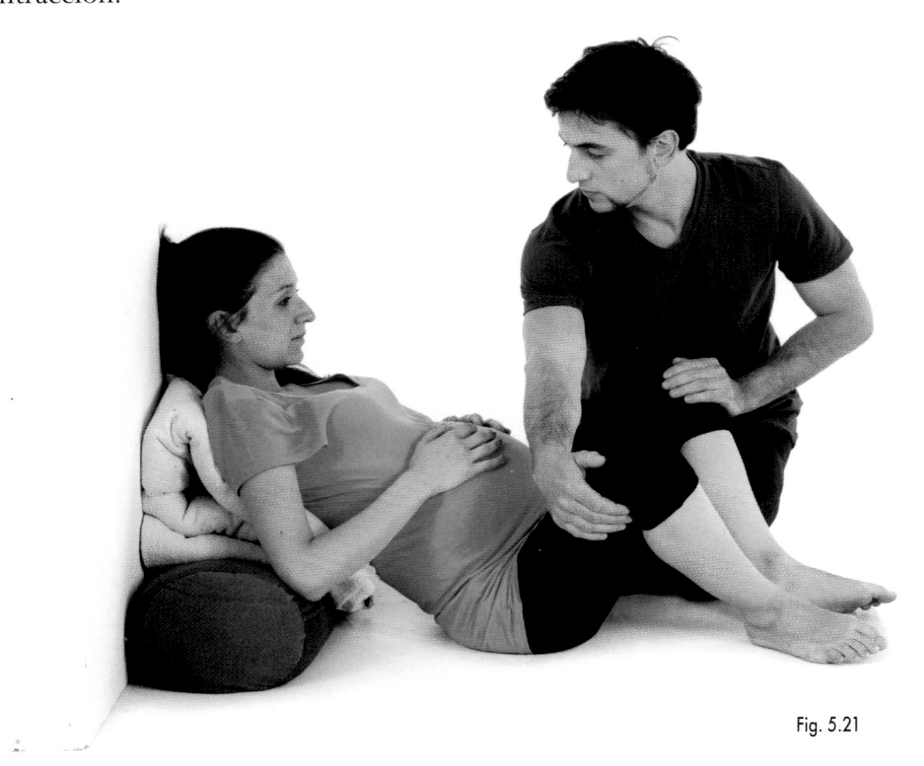

Fig. 5.21

POSICIÓN ACOSTADA SOBRE EL LADO

Acostada, preferiblemente sobre el lado izquierdo, con la cabeza apoyada en la almohada, dobla la rodilla derecha y ponla sobre otra almohada. Tu brazo izquierdo está delante de ti. Cuando la pierna flexionada se acerca más hacia tu pecho (*figura 5.22*), tu cuerpo está asimétrico, lo que ayuda al bebé a entrar y a descender en la pelvis. Aprovecha esta posición para hacer que te masajeen la parte inferior de la espalda y descansa. De vez en cuando, acuéstate sobre el lado derecho.

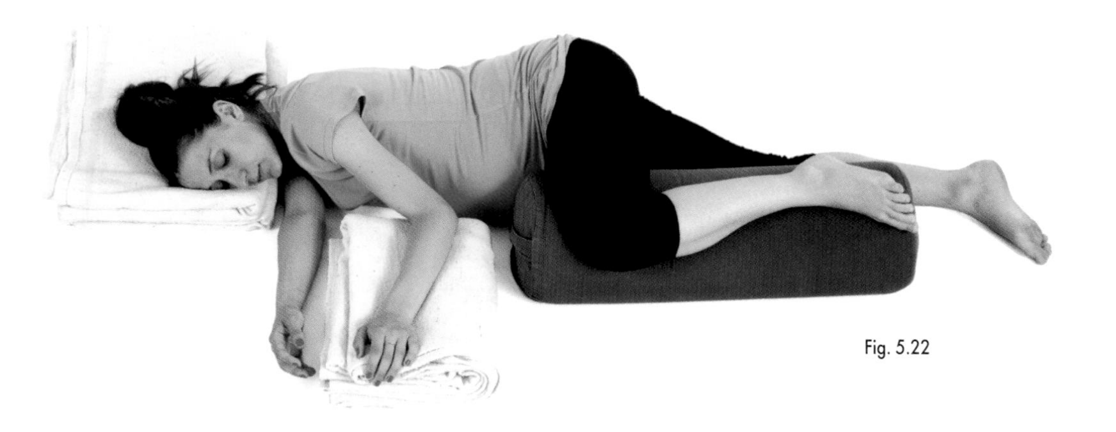

Fig. 5.22

Dos posturas para evitar empujar

A veces la mujer tiene ganas de empujar[138] aunque el cuello del útero no esté completamente dilatado. Para combatir estas ganas, practica respiraciones superficiales y adopta una de las siguientes posiciones:

POSICIÓN CERRADA ACOSTADA SOBRE EL VIENTRE

La posición cerrada acostada sobre el vientre (*figura 5.23*) disminuye la presión que se ejerce en el perineo, lo que te ayuda a no empujar prematuramente. Relaja por completo las nalgas.

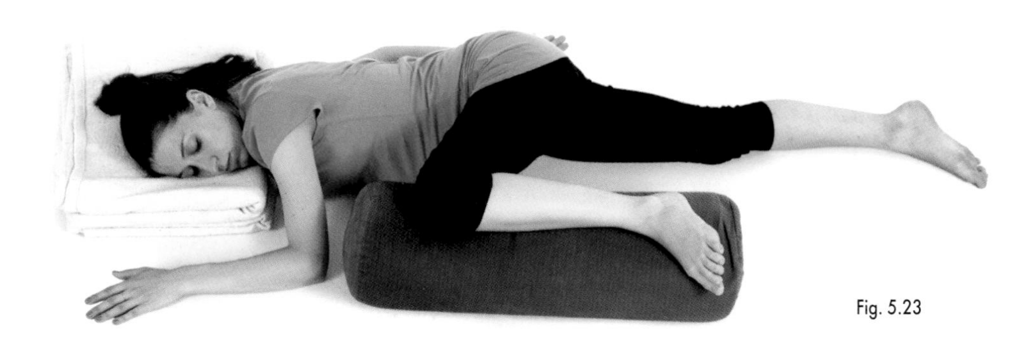

Fig. 5.23

POSICIÓN DE RODILLAS APOYADA SOBRE LOS ANTEBRAZOS

La posición de rodillas apoyada sobre los antebrazos se puede utilizar cuando las ganas de empujar se manifiestan antes de la completa dilatación o incluso cuando el descenso del bebé no parece progresar. Esto es lo que a veces se produce cuando el bebé está colocado en posición occipito-posterior, con su espalda contra la tuya. En la posición que te sugerimos, los hombros de la madre se encuentran más bajos que su pelvis. De esta manera, la gravedad libera la cabeza del bebé de la pelvis y le permite colocarse más adecuadamente para entrar en ella (*figura 5.24*). Sin embargo, no se debe recurrir a esta postura si el bebé no ha entrado aún en la pelvis.

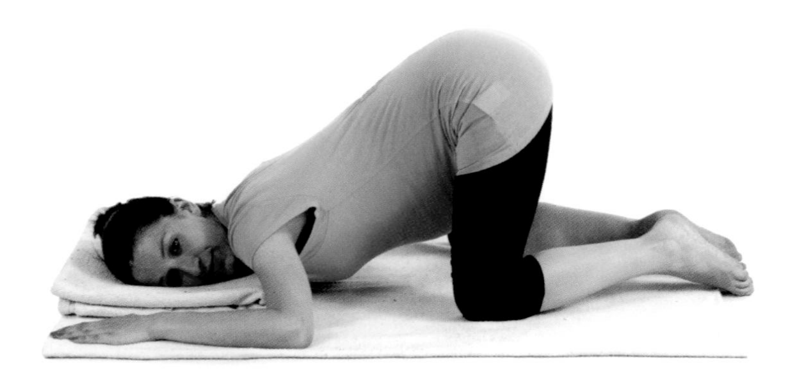

Fig. 5.24

Efectos benéficos

- La presión del bebé en el cuello es menor, lo que puede ser útil para esperar si las ganas de empujar son fuertes.
- La presión en las hemorroides es menor.

Tres posiciones para hacer que un bebé en posición occipito-posterior se dé la vuelta

Si el bebé está en posición occipito-posterior, con su espalda contra la tuya, tiene la cara girada hacia la parte delantera de tu vientre. Esta no es la mejor posición para la expulsión. Para ayudar a que la espalda del bebé se gire hacia la mitad de tu vientre, no permanezcas tumbada boca arriba. El útero tiene que trabajar mucho para hacer girar al bebé y la oxigenación de este último no es muy buena debido a la compresión de la vena cava que se encuentra en tu espalda. Podrías practicar antes las tres posiciones descritas a continuación.

POSICIÓN DE RODILLAS CON TRACCIÓN DE LA PELVIS

Una variante de la posición anterior consiste en ejercer una tracción sobre la pelvis con el rebozo para estirar y aliviar la espalda (*figura 5.25*).

POSICIÓN SEMIACOSTADA CON LA PIERNA DOBLADA

Medio acostada sobre el lado izquierdo para favorecer tu circulación sanguínea, dobla y levanta la pierna levantada (*figura 5.26*). Pide a tu pareja que sujete tu pierna derecha levantada. Cambia de lado y estira la pierna de abajo para variar los ángulos de apertura de la pelvis.

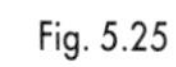

Fig. 5.25

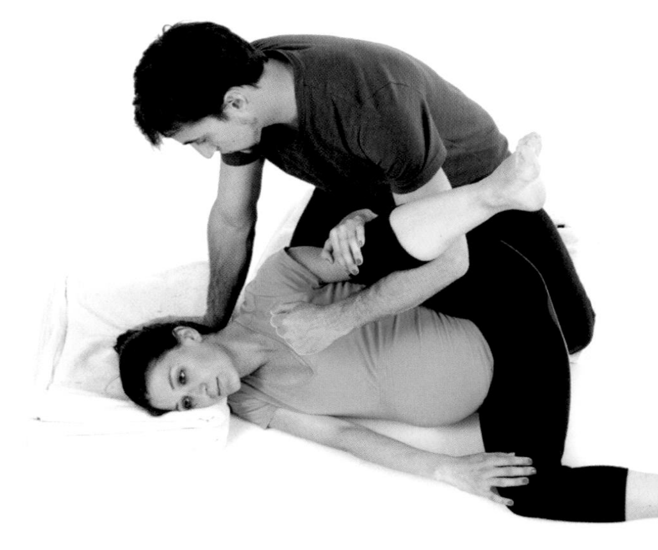

Fig. 5.26

Cuando se practica en alternancia con la posición cerrada, acostada sobre el vientre (*figura 5.23*), esta posición ayuda a modificar la postura del bebé.

POSICIÓN A CUATRO PATAS CON DOS BALONES

Si el bebé está en posición occipito-posterior, puedes adoptar una postura a cuatro patas o inclinada hacia delante con el vientre relajado. Utiliza dos balones para ayudarte a mantener la postura (*figura 5.27*). La pesadez ayudará a hacer girar la espalda del bebé, que es pesada, hacia la mitad de tu vientre. Las personas que te acompañan tienen que asegurar tu seguridad y tu estabilidad en esta posición. Los cojines pueden colocarse de manera que apoyen el peso de tus antepiernas.

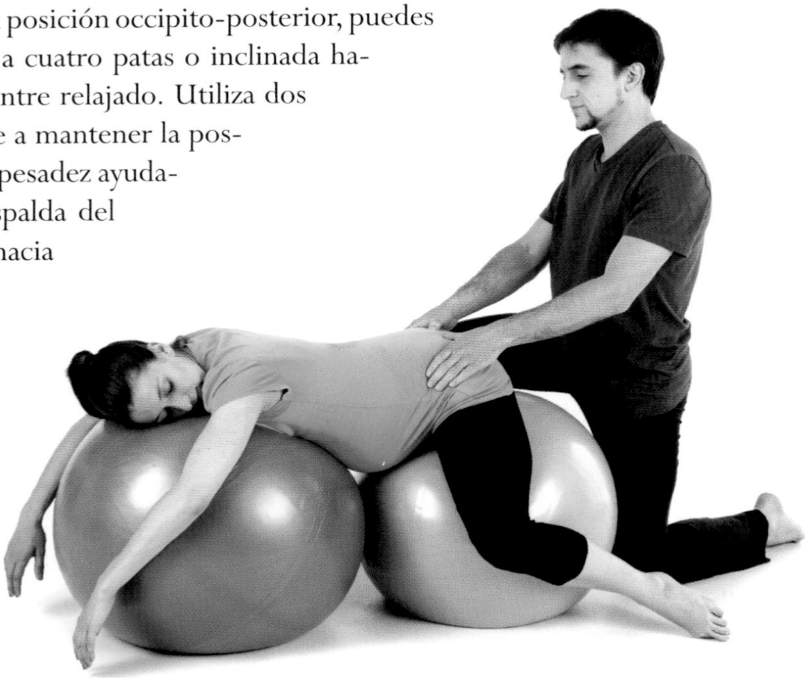

Fig. 5.27

Efectos benéficos

- Permite a la madre descansar entre las contracciones.
- Alivia las hemorroides.
- Está adaptada para las mujeres a las que se les ha administrado la epidural.
- Puede ralentizar una segunda etapa (la expulsión) cuando progresa muy rápidamente.

LAS POSICIONES DE LA MADRE EN EL MOMENTO DE LA EXPULSIÓN

La manera de expulsar al bebé varía de una civilización a otra. Desde hace algunos siglos, en Occidente, se pide a las mujeres que expulsen en posición acostada sobre la espalda o semiacostada, lo que hace que se bloquee la respiración y se empuje con los músculos abdominales. Esta posición se acompaña normalmente de la respiración «bloquear-empujar», a menudo practicada desde la completa dilatación del cuello del útero, independientemente de las ganas de empujar de la mujer. De esta manera, el diafragma se reduce, debido al aire que llena los pulmones, y los grandes rectos están contraídos por el levantamiento de la cabeza de la madre. Esta presión hacia abajo se ejerce no solo en el bebé, sino también en el útero y en la vejiga.

Si se prolonga, esté empujón puede originar lesiones en los músculos del perineo y estirar los ligamentos que sujetan los órganos. Esto puede causar una incontinencia urinaria, una debilidad del esfínter anal o un prolapso de útero o de vejiga.[138]

Además, puede provocar otros efectos nefastos, especialmente una caída de la presión arterial de la madre y, en el bebé, una falta de oxígeno que puede ocasionar una desaceleración de su corazón.[139, 140] Un metaanálisis publicado en 2012 sobre las posiciones durante la segunda etapa del parto revela que la instrumentación (fórceps, ventosas) y la frecuencia de la episiotomía se redujeron[141] para las mujeres sin epidural que dan a luz en posición vertical en relación con aquellas que dan a luz acostadas sobre la espalda.

La práctica que concierne a la expulsión del bebé evoluciona a pasos de tortuga en todo el mundo, a pesar de las pruebas científicas que corroboran los efectos nefastos de la posición tradicional y de la respiración «empujar-bloquear».[142, 143, 144, 145, 146]

El profesor de obstétrica estadounidense George Engelmann (1847-1903) publicó en 1884 un libro etnográfico[147] que compara las prácticas de los «pueblos civilizados» con los pueblos que «se dejan gobernar por sus instintos.» Esto es lo que se destaca de su estudio.

En los pueblos que se gobiernan por sus instintos:

- La fisionomía de la mujer y la forma de su pelvis determinan si da a luz de pie, en cuclillas, de rodillas o acostada sobre el vientre.
- Las posiciones que adopta varían según las etapas del parto.
- La mujer evita la posición acostada sobre la espalda, especialmente al final del parto.

En los pueblos «civilizados»:

- La posición acostada sobre la espalda enseñada en obstetricia forma parte de las «modas» que no respetan lo que la naturaleza ha previsto.

- En esta posición, la mujer tiene que realizar grandes esfuerzos para expulsar a su bebé, ya que tiene que abrirse camino luchando contra la fuerza de la gravedad.
- El desarrollo del parto se prolonga y es menos seguro, menos fácil y menos agradable.

Como muchos investigadores,[148] el doctor Engelmann concluye que no hay ninguna razón para obligar a las mujeres a dar a luz en la posición acostada sobre la espalda. Seguir su instinto es la mejor manera de hacerlo.

Observa las ilustraciones de la 5.1 a la 5.6: inspiradas en las publicadas en el libro del profesor Engelmann, representan escenas de parto del siglo XIX en los pueblos que se dejan gobernar por sus instintos. Observa la presencia de los hombres cerca de las mujeres. Estas imágenes ayudarán a tu imaginación en la fase de expulsión.

El reflejo de expulsión

En 1957, la doctora Constance Beynon,[149] obstetra del Reino Unido, publicó los resultados de las observaciones que recogió en un contexto en el que a la mujer que da a luz se le deja seguir su instinto:

- Los empujones fuertes, involuntarios e irresistibles ocurren cuando el bebé se apoya sobre el suelo pélvico. Este mecanismo es similar al de la defecación.
- Entre el inicio de una contracción y el empujón involuntario pasa un cierto tiempo.
- Las ganas irresistibles de empujar varían de una contracción a otra.

Beynon propone que en lugar de presionar a la mujer para expulsar diciéndole que empuje, sería preferible animarla a tomarse su tiempo y a empujar suavemente cuando sienta una irresistible necesidad de hacerlo. En el capítulo 3, hemos visto que el reflejo de Ferguson (el reflejo expulsivo) se manifiesta en condiciones propicias, como las siguientes:

- El entorno de la mujer que da a luz es favorable (tranquilidad, iluminación tamizada, calidez e intimidad), en resumen, cuando se siente segura y protegida.
- Se evita estimular el córtex de la madre (hablándole, guiándola o tranquilizándola).
- Se deja que el bebé active los receptores del suelo pélvico, que darán la señal al cerebro para liberar más oxitocina, lo que provocará fuertes contracciones aptas

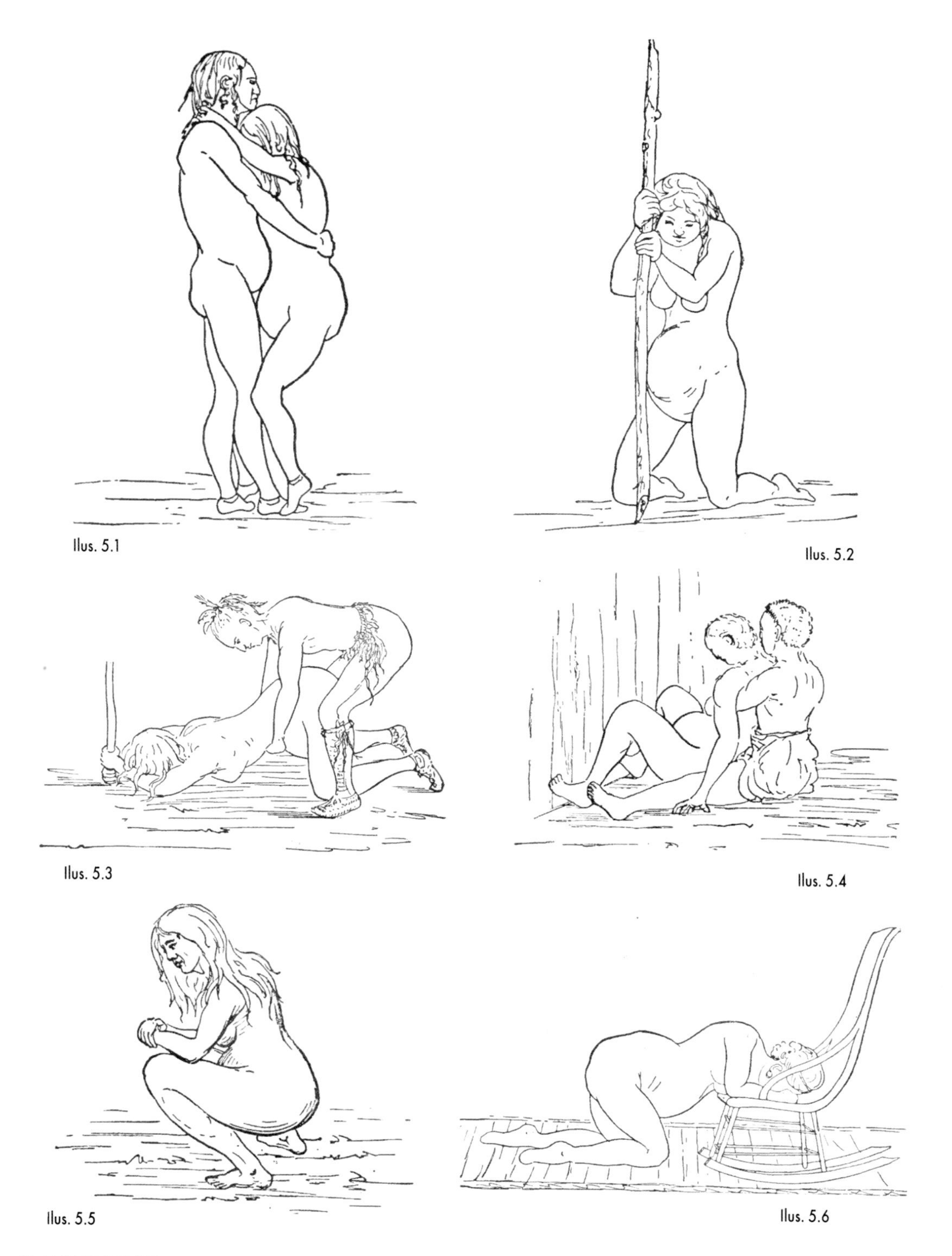
Ilus. 5.1

Ilus. 5.2

Ilus. 5.3

Ilus. 5.4

Ilus. 5.5

Ilus. 5.6

para hacer descender más al bebé. Empujar demasiado pronto tiene por efecto dañar o eliminar el reflejo expulsivo.[150, 151]

Para preparar los elementos que contribuirán a desencadenar el efecto expulsivo:

- Trata la manera en la que nacerá tu bebé con el profesional de la salud que hayas elegido para acompañarte durante tu embarazo.
- Escribe tus deseos de nacimiento en un documento que darás a los que estén presentes en el parto.
- Protege tu zona zen.

Cuando el reflejo expulsivo se desencadene, solo tienes que dejarte guiar por el impulso. A cada impulso, imagina que se abre la vagina. Abre el paso para el bebé. Concentra tu energía en su descenso por el canal del parto.

Si el reflejo expulsivo no se desencadena o si tienes que ejercer un empujón voluntario para hacer nacer a tu bebé, podríais ejecutar la secuencia de movimientos[152] descrita a continuación.

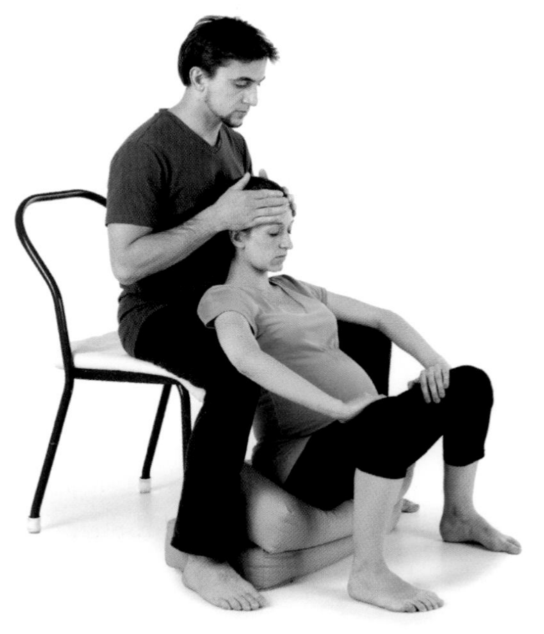

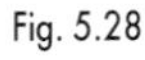

Fig. 5.28

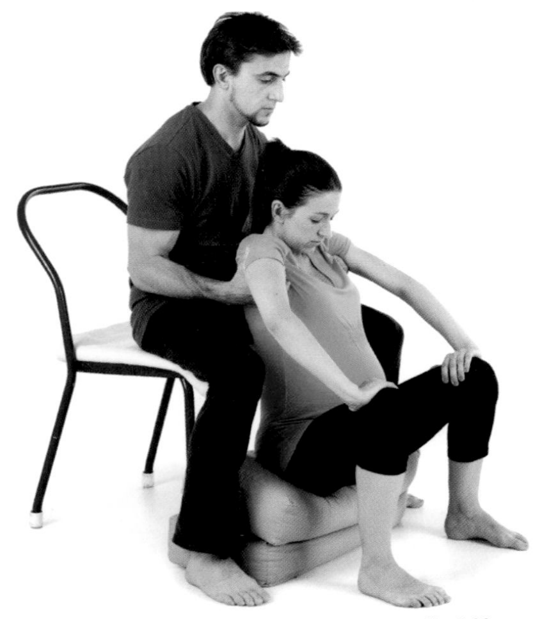

Fig. 5.29

ETAPAS

1. Colócate en la postura en cuclillas sobre apoyos semirrígidos (*figura 5.28*). Estás apoyada sobre tu pareja, que permanece sentada en una silla detrás de ti.
2. Cuando la contracción empiece, cierra los ojos, inspira, mete el mentón y apoya las manos contra tus rodillas (*figura 5.29*). Empuja suavemente. Sosten la respiración durante cinco segundos como máximo.[153]
3. Entre las contracciones, apóyate en tu pareja y descansa (*figura 5.28*).
4. Sigue la progresión del descenso de tu bebé tocando su cabeza cuando se presente en la vulva (*figura 5.30*). Sé quien lo cojas en el momento del nacimiento e imagina qué bonita historia le contarás a tu hijo un día.

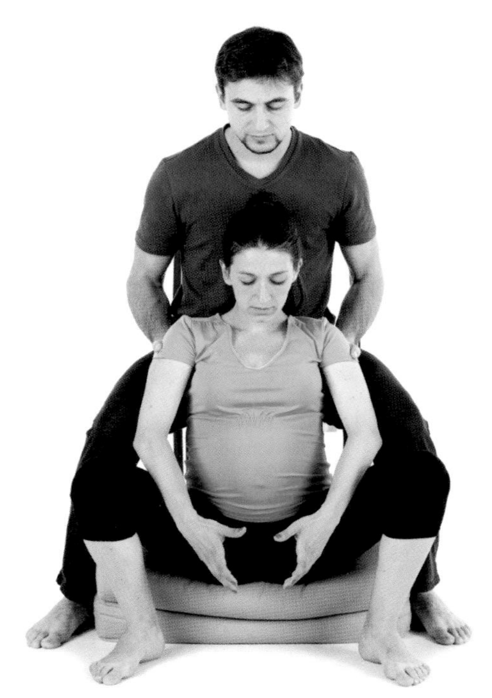

Fig. 5.30

La protección del perineo

La posición y la respiración durante el nacimiento del niño tendrán un impacto en el perineo de la madre. Un empujón espontáneo de corta duración es menos perjudicial que un empujón bloqueado de larga duración.[154, 155]

Aquí tienes algunas pautas prácticas para proteger tu perineo:

- Practica diariamente la sesión de posturas de yoga para flexibilizar y reforzar los músculos del suelo pélvico.
- Practica el masaje del perineo durante el embarazo.[156]
- Crea un entorno propicio para facilitar el desencadenamiento del reflejo expulsivo[157, 158] (luces tamizadas, sentimiento de seguridad, respeto a tu intimidad...).
- Practica una posición vertical (de rodillas o en cuclillas) o acostada sobre el lado.[159]
- Tómate tu tiempo.[160]
- No contengas la respiración durante largos periodos[161].
- Visualiza la apertura del perineo que deja pasar al bebé y relaja las nalgas y la boca.

- Sírvete de las manos para sentir cuando la cabeza del bebé está a punto de salir.
- Permítete emitir sonidos[162] que hacen subir los músculos del diafragma respiratorio y los del perineo.

EJERCICIO PRÁCTICO: PELÍCULAS PARA VER O VOLVER A VER

Nuestra percepción del nacimiento está influenciada por las películas de Hollywood: partos asistidos por médicos, mujeres acostadas sobre la espalda, que gritan, sin control, ni sienten ningún placer, ni tienen ningún poder. Seguramente las mujeres que te rodean han dado a luz a menudo bajo el efecto de la epidural y tienen dificultad para comprender por qué quieres tú hacerlo de otra manera.

Para alimentar tu imaginación con imágenes positivas relacionadas con el nacimiento, ve películas en las que aparezcan mujeres que viven plenamente su parto, utilizando sus propios recursos. Aquí hay algunas sugerencias de películas que podrás ver en francés (o con subtítulos en francés):

- *L'arbre et le nid.*[163]
- *Naissance organique.*[164]
- *La naissance telle qu'on la connaît.*[165]

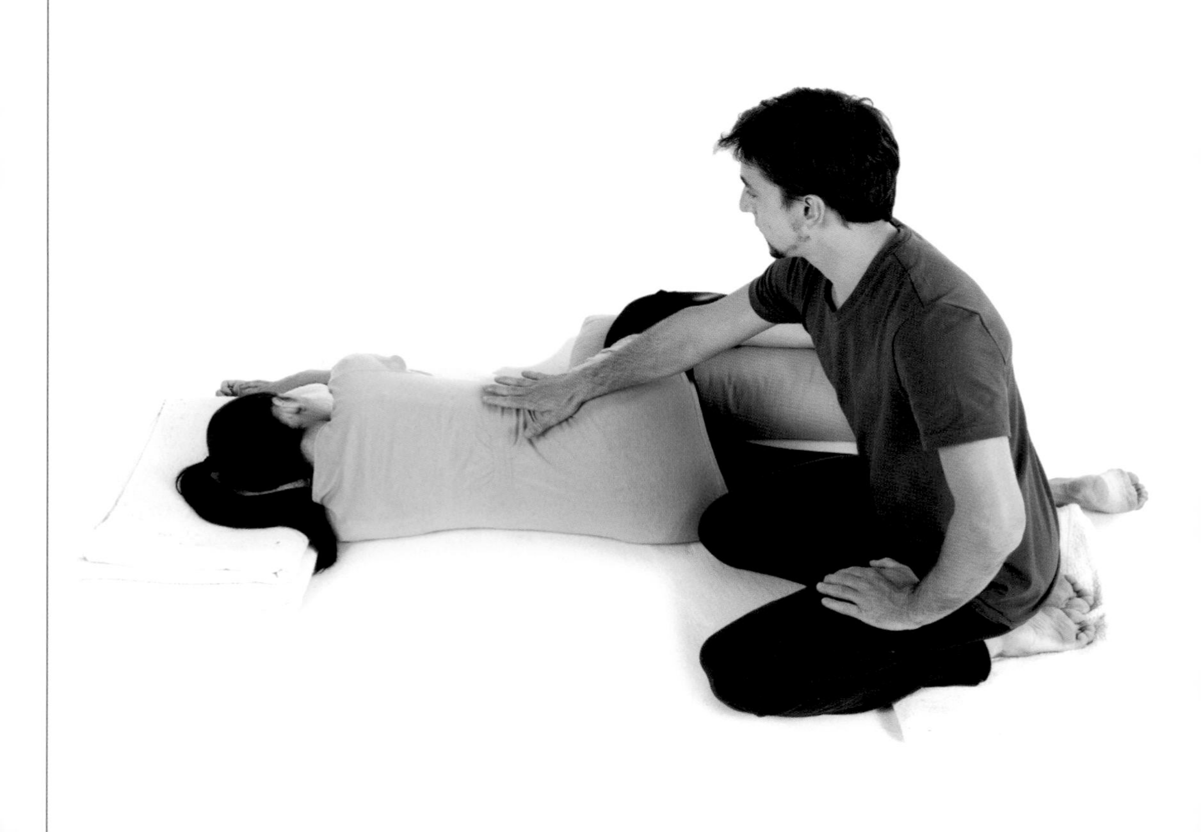

Capítulo 6

Los masajes

LOS MASAJES

Los beneficios de los masajes son bien reconocidos. Practicados durante el parto, alivian a la mujer y ayudan a prevenir los alumbramientos difíciles.

El siguiente capítulo se centra en dos mecanismos que pretenden reducir las sensaciones intensas: el primero consiste en aplicar una estimulación no dolorosa en el lugar dolorido, por ejemplo, tocar el abdomen o dar un ligero masaje para aliviar el dolor de espalda; el segundo consiste en aplicar una estimulación dolorosa en una zona a veces alejada del lugar dolorido, por ejemplo, masajear diferentes puntos de acupresión o zonas reflejas.

Los principios básicos para la ejecución del masaje siempre son los mismos:

- **Durante el embarazo y entre las contracciones,** se masajea ligeramente sin causar dolor para aliviar las zonas doloridas o para relajar.
- **Durante las contracciones,** se crea una presión firme y dolorosa en las zonas reflejas.

Además de modificar la percepción de las sensaciones, el masaje de los puntos de acupresión permite obtener resultados terapéuticos particulares a cada una de las zonas reflejas, especialmente:

- Estimulación del parto, con contracciones eficaces y de buena calidad.
- Reducción de la duración del parto, acelerando la dilatación del cuello del útero.
- Alivio de los dolores lumbares.[166, 167, 168, 169, 170]

Los masajes dolorosos actúan tanto en la modulación de las sensaciones fuertes como en el desarrollo del parto y de la expulsión.

Resumen del capítulo 6: los masajes

OBJETIVOS	MEDIOS
Modular el dolor con el objetivo de aliviar a la mujer	• Práctica de masajes no dolorosos durante el embarazo y entre las contracciones • Práctica de masajes dolorosos en una zona refleja durante la contracción
Facilitar un parto fisiológico (que respete las funciones del cuerpo)	• Práctica de masajes dolorosos en las zonas reflejas
Favorecer la participación del padre en su función de apoyo para la madre	• Conocimiento de masajes que sirven para modular el dolor y para prevenir los partos complicados

La función del acompañante consiste en aplicar las técnicas de modulación del dolor así como en practicar los masajes no dolorosos y dolorosos en las zonas reflejas.

La función de la mujer consiste en confiar en el desarrollo del parto y en la eficacia de los masajes para reducir su percepción de las sensaciones fuertes.

LOS MASAJES NO DOLOROSOS

Las virtudes del masaje relajante se conocen muy bien: reduce el estrés, libera las tensiones musculares y nerviosas e irriga los tejidos. Durante el embarazo y entre las contracciones, el masaje facial te ayuda a crear tu zona zen y a permanecer en ella.

El masaje facial

La cara tiene más de ochenta músculos responsables de la expresión de las emociones. En particular, las tensiones aparecen en la frente, en las sienes y en la mandíbula. Unas ligeras estimulaciones son suficientes para liberar las tensiones.

Practica este masaje durante el embarazo y entre las contracciones. Al principio del masaje, toca ligeramente, luego ve más en profundidad. No utilices aceite, sino más bien una crema hidratante. Sigue tu instinto y la tensión desaparecerá. Realízalo de la siguiente manera:

1. Coloca las dos manos debajo de la cabeza y toma apoyo bajo los huesos de la base del cráneo. Ejerce una presión firme y pulsativa durante diez segundos. Relaja unos segundos y repite. Aprovecha para colocar el cabello y la cabeza estirándolos ligeramente hacia atrás (*figura 6.1*).

2. Coloca los pulgares encima de la frente y traza líneas deslizándolos hasta las sienes. Haz tres líneas a diferentes alturas. Mantén una presión firme (*figura 6.2*).
3. Pinza las cejas entre el pulgar y el índice. Comienza en la raíz de la nariz y termina en la esquina exterior del ojo. Ejerce una presión ligera prestando atención al borde superior del hueso de la órbita. Sentirás tres huecos (*figura 6.3*).
4. Con la yema de los dedos índice y corazón, describe círculos de pequeña amplitud alrededor de las sienes. Varia la dirección de la rotación. Aplica una ligera presión (*figura 6.4*).
5. Desciende y rodea el hueso de la mejilla aplicando una presión firme, sin apoyar sobre las fosas nasales. Haz el movimiento en los dos lados al mismo tiempo (*figura 6.5*).

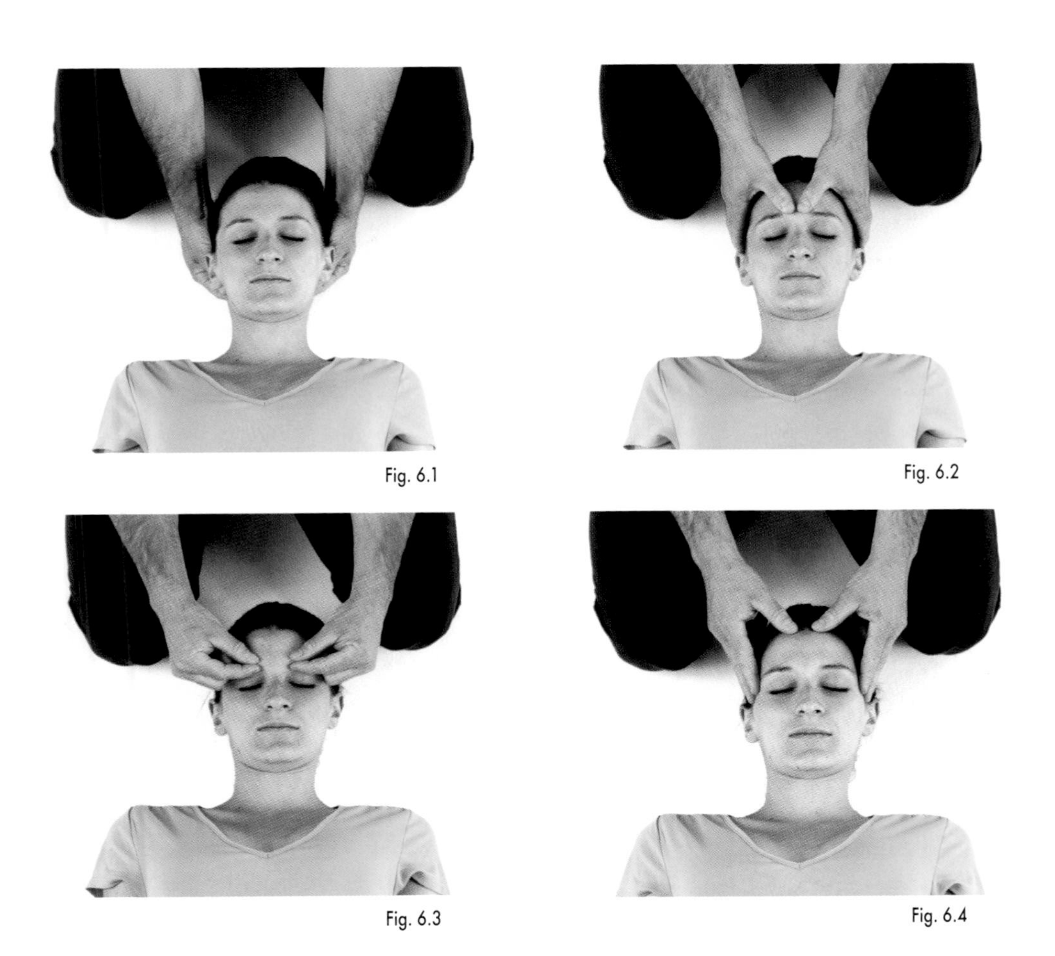

Fig. 6.1

Fig. 6.2

Fig. 6.3

Fig. 6.4

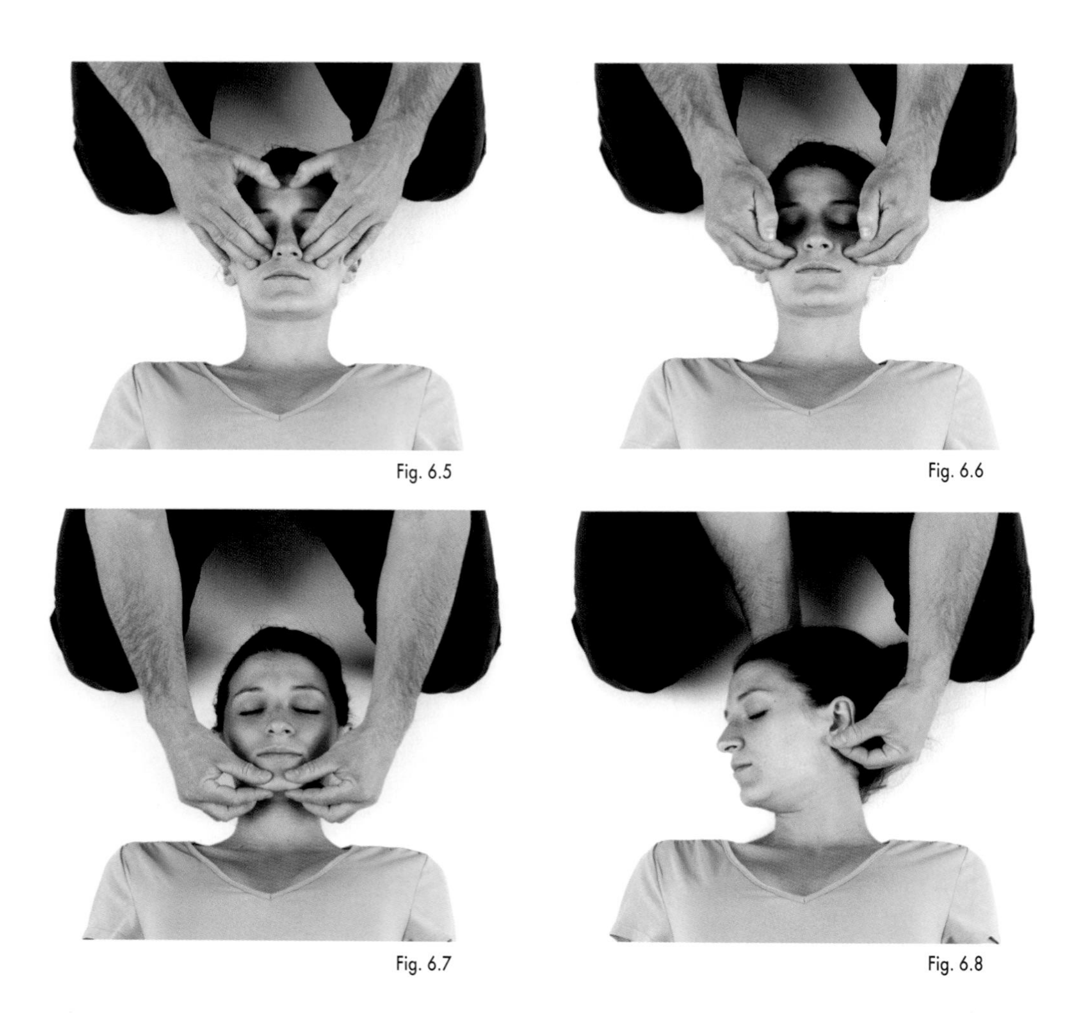

Fig. 6.5

Fig. 6.6

Fig. 6.7

Fig. 6.8

6. Levanta ligeramente el hueso de la mejilla colocando los dedos índice y corazón debajo del hueso. Comienza en la raíz de la nariz y termina en el lado, en la articulación de la mandíbula (*figura 6.6*).
7. Junta las dos manos en el centro de la barbilla y pinza ligeramente el hueso de la mandíbula, entre el dedo pulgar y los otros dedos juntos. Desliza las manos hasta la articulación de la mandíbula (*figura 6.7*).
8. Gira la cabeza hacia un lado. Masajea la oreja pinzando el lóbulo entre los dedos índice y pulgar. Comienza en la base de la oreja y continúa hasta la cima. Repítelo en los dos lados. Con la ayuda del dedo índice, rodea la oreja aplicando una presión firme en el hueso detrás de esta (*figura 6.8*).

9. Con los dedos, describe círculos estrechos a lo largo del cuello. Trabaja únicamente en los lados y detrás del cuello. Empieza en la parte superior de los hombros hasta el hueso detrás de la oreja (*figura 6.9*).

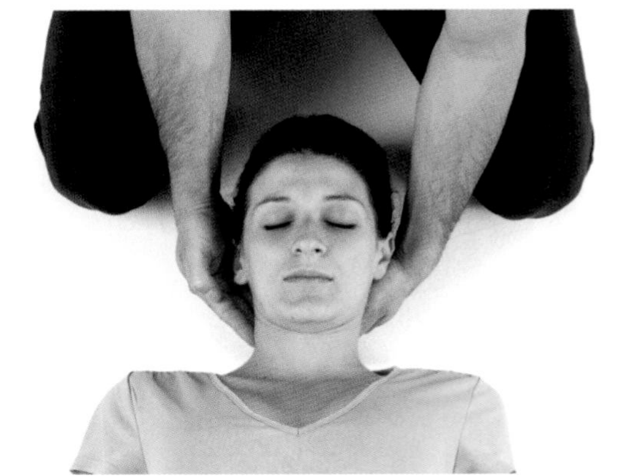
Fig. 6.9

Efectos benéficos

- Elimina la tensión.
- Tranquiliza y calma a la persona que recibe el masaje.

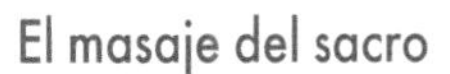

El masaje del sacro

El sacro recibe una parte importante de las tensiones de la parte inferior de la espalda. Durante el parto, se tiene que desplazar para permitir el paso del bebé.

Una simple presión no dolorosa sobre esta zona ayuda a reducir los malestares. Se realiza de la siguiente manera:

1. Desciende las manos a lo largo de la columna hasta la separación de las nalgas.
2. Coloca las manos una encima de la otra con los dedos apuntando hacia la cabeza (*figura 6.10*).

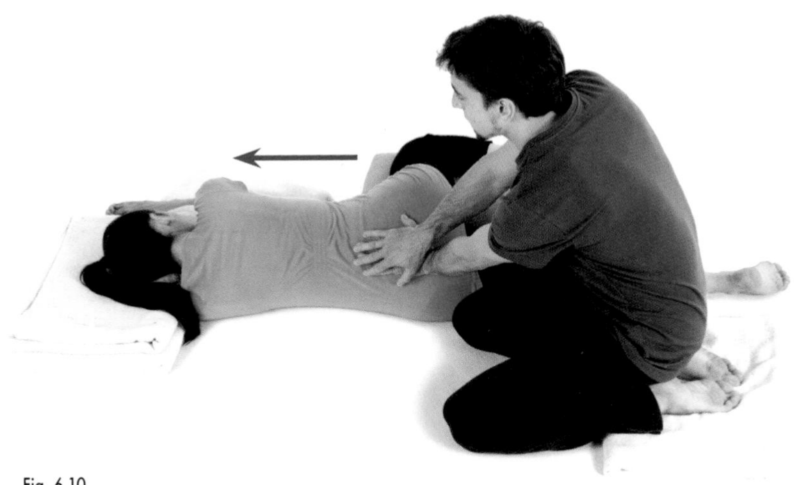
Fig. 6.10

3. **Durante las contracciones,** aplica una presión no dolorosa sobre el sacro, sin moverse. Si estás atento, podrás sentir cómo vibra.
4. **Entre las contracciones,** toca ligeramente el sacro con la palma de la mano, solo ascendiendo.

Efecto benéfico

Alivia la parte inferior de la espalda estabilizando el sacro, que vibra bajo el efecto de las contracciones.

Masaje en círculos en la cadera

El masaje en círculos de la cadera sirve para relajar las tensiones acumuladas en el psoas, un músculo que nace en la cadera y que se une a las vértebras lumbares. Como este músculo está en continuidad con el diafragma respiratorio, reacciona al estrés emocional, en particular al relacionado con el miedo.

Durante el embarazo y entre las contracciones, pon aceite alrededor de la cadera. Practica el masaje de este modo:

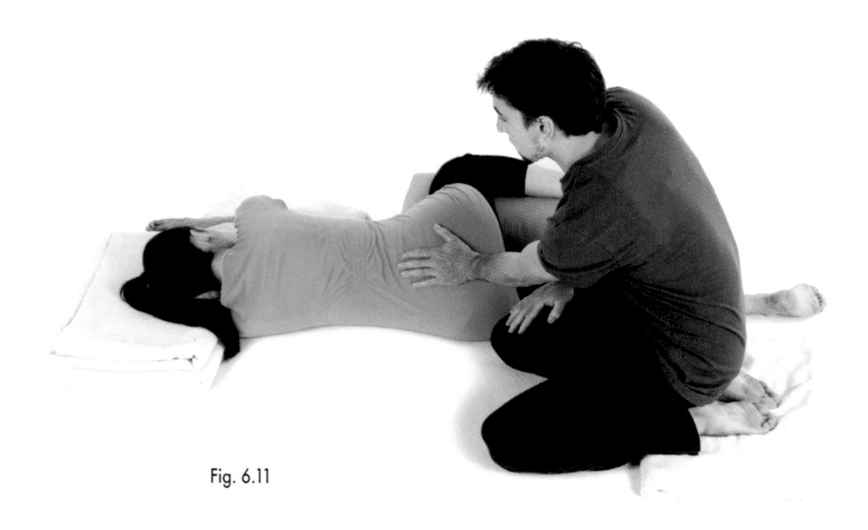

Fig. 6.11

1. Desde el sacro, rodea la cadera con la mano y relaja la presión una vez que la mano haya llegado a los lados y al vientre (*figuras 6.11, 6.12 y 6.13*).
2. Vuelve aplicando una presión ligera sobre el sacro.

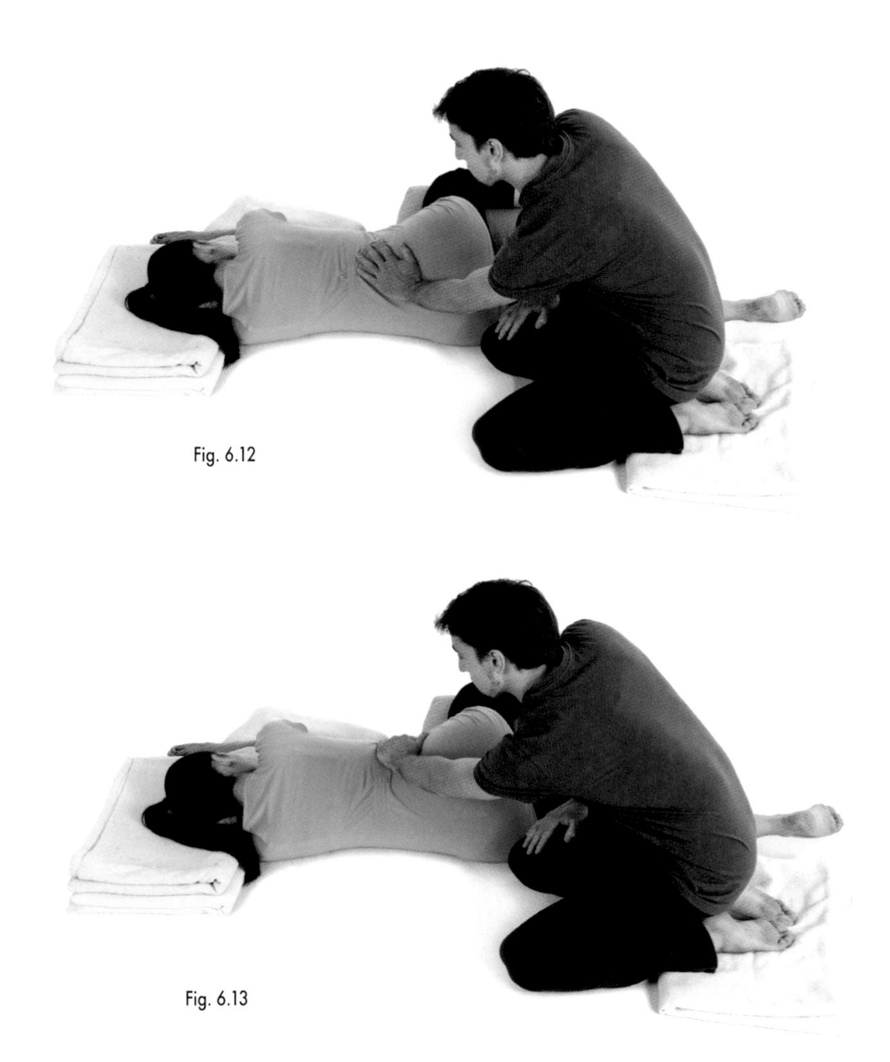

Fig. 6.12

Fig. 6.13

Efecto benéfico

Alivia y relaja los músculos del psoas y de la espalda, a menudo tensos por el embarazo.

El masaje del músculo de la nalga (VB30-Huantiao)

El punto VB30 está situado en la nalga. Se encuentra en la intersección del obturador interno y el gemelo inferior, los músculos que conectan la pelvis hasta el borde superior del trocánter mayor (cabeza del fémur) (*ilustración 6.1*).

Para practicar este masaje se procede de la siguiente forma:

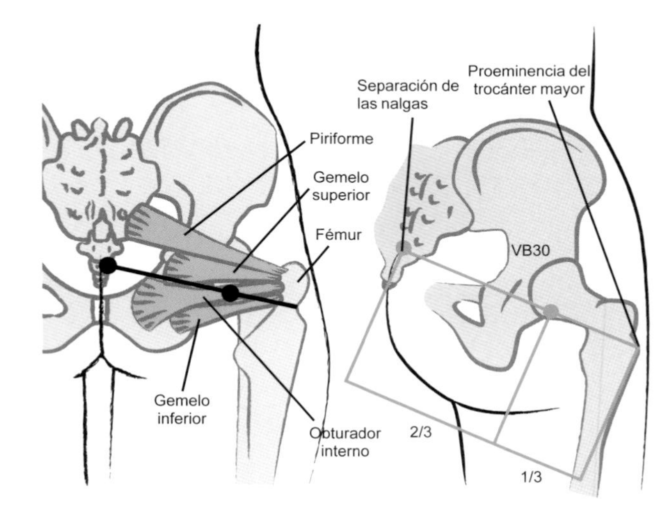

Ilus. 6.1

1. Bordea el lado de la pierna, con la mano plana, para sentir la protuberancia del trocánter mayor, en la cabeza del fémur. Coloca el dedo justo por encima de esta protuberancia.
2. Imagina el lugar en el que se separan las nalgas y, en este punto, coloca un dedo de la mano opuesta.

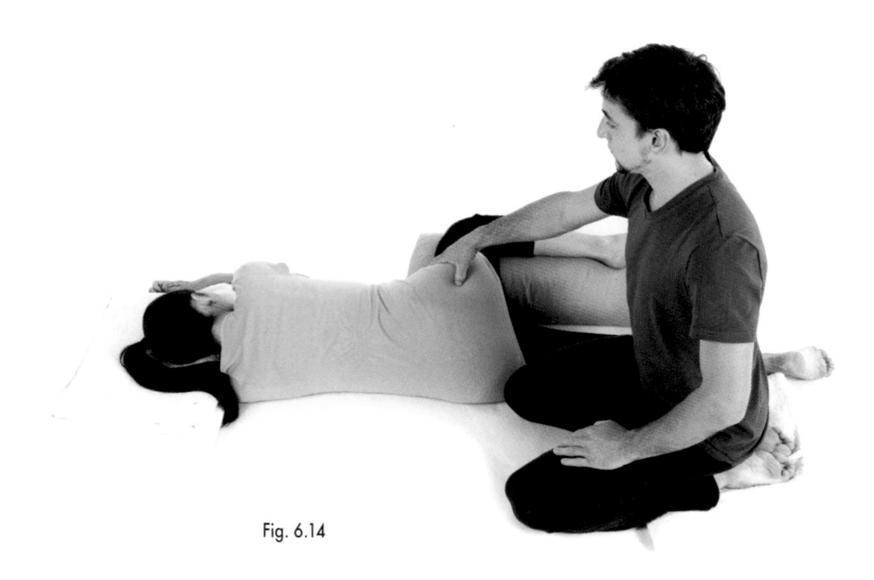

Fig. 6.14

3. Traza una línea entre estos dos puntos y sepárala en tres partes iguales.
4. El punto que corresponde al primer tercio cerca del trocánter mayor es el piriforme. Sentirás un entumecimiento o una descarga eléctrica al tocar con presión.
5. **Durante el embarazo y entre las contracciones,** aplica una presión continua en el punto VB30 durante siete u ocho segundos, luego relaja (*figura 6.14*).

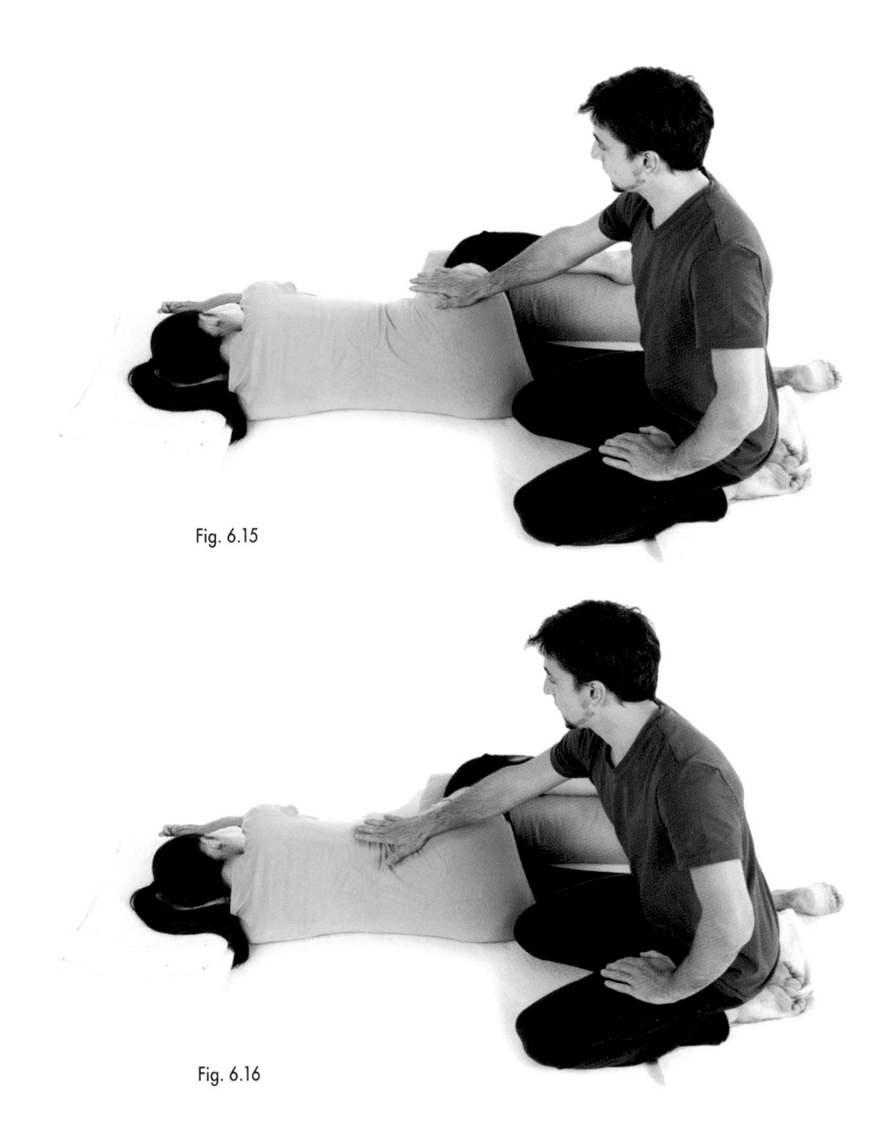

Fig. 6.15

Fig. 6.16

6. **Durante el parto, particularmente entre las contracciones,** barre con la palma de la mano, desde el músculo de la nalga (*figura 6.15*) hacia las costillas (*figura 6.16*), y desde el músculo de la nalga (*figura 6.17*) a lo largo de la pierna (*figura 6.18*).

Efecto benéfico

Alivia las tensiones de la parte inferior de la espalda y de las piernas.

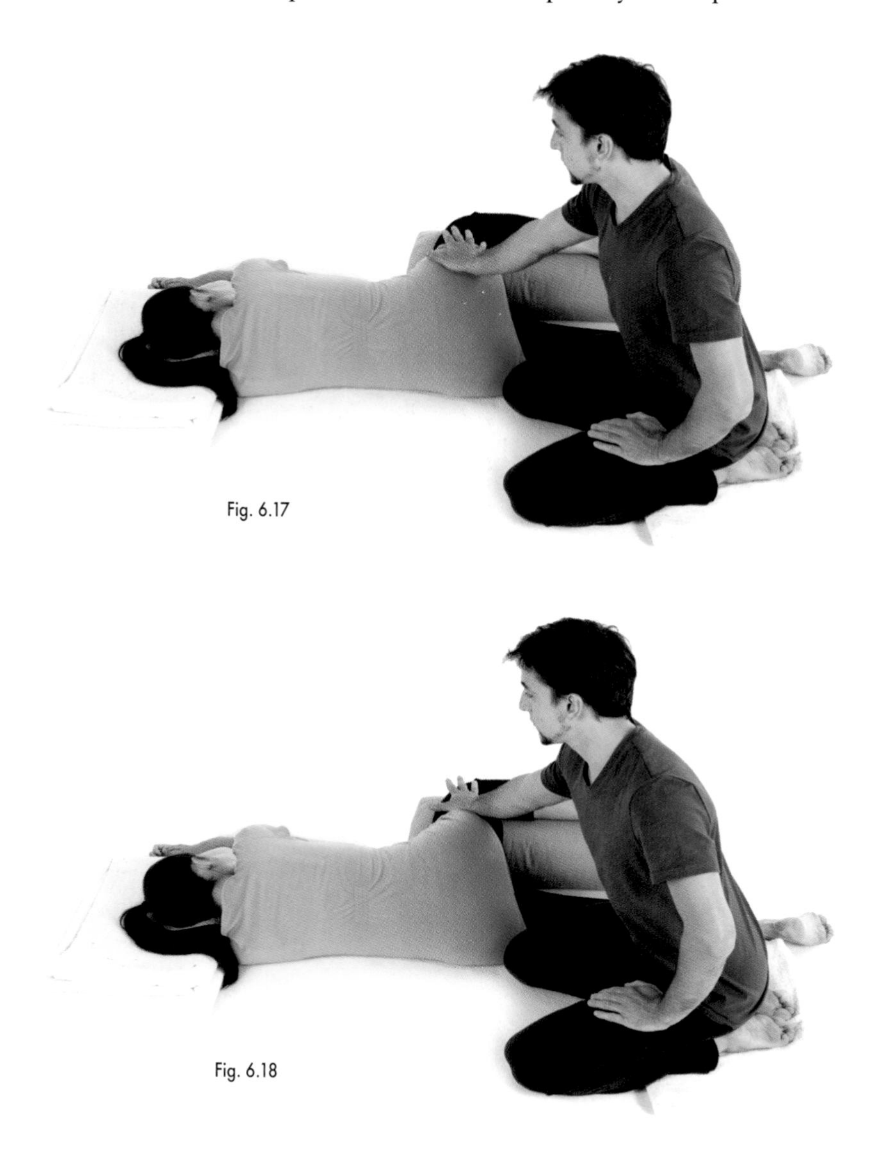

Fig. 6.17

Fig. 6.18

LOS MASAJES DOLOROSOS

El segundo mecanismo de modulación del dolor consiste en producir un segundo dolor en cualquier parte del cuerpo, con el fin de estimular la liberación de una morfina natural que atenuará las sensaciones dolorosas en todo el organismo, excepto en la zona del segundo dolor. En lugar de aplicar la estimulación dolorosa en cualquier parte del cuerpo, te propongo que te dirijas a los puntos de acupuntura conocidos por sus beneficios durante el parto.[171, 172, 173] De esta manera, obtendrás tanto los efectos inherentes a la provocación de un segundo dolor, gracias a la liberación de las endorfinas, como los efectos terapéuticos asociados a la técnica de la acupresión.

Según esta antigua ciencia de la acupuntura, el cuerpo está cubierto por circuitos energéticos conocidos como «meridianos». También se encuentran los puntos conocidos como «zonas reflejas», en los que podemos movilizar la energía para corregir problemas de salud (*ilustración 6.2*). Cada meridiano está asociado a un órgano y lleva su nombre: meridiano de la vejiga (V), del intestino grueso (IG), del hígado (F), de la vesícula biliar (VB), etc. En acupuntura hay catorce meridianos principales.

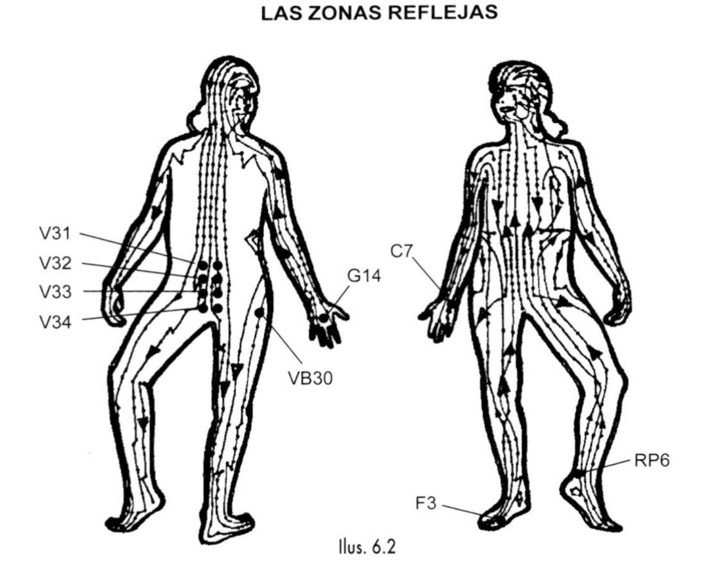

Ilus. 6.2

Algunos profesionales de la salud utilizan la acupuntura en el momento del parto para reducir las complicaciones que a veces se asocian con el parto. De esta manera, consiguen facilitar el desarrollo del parto y prevenir dificultades como la disminución de la frecuencia y de la intensidad de las contracciones, una postura y un descenso ineficaces del bebé, etc. Es probable que coloquen agujas en los mismos puntos que te enseñamos a continuación. En este caso, crea un segundo dolor en cualquier otra parte del cuerpo.

Estas son algunas pautas para ayudarte a encontrar y a utilizar estos puntos:

- Están todos situados en un hueco, a menudo apoyados contra un hueso.

- Cuando se los estimula por medio de la acupresión, el sujeto siente una sensación de entumecimiento o de descarga eléctrica.
- Actúan juntos para crear contracciones eficaces y facilitar la dilatación cervical.
- Los puntos se tienen que estimular alternativamente, primero un lado y después el otro.
- La estimulación tiene que ser dolorosa y durar todo el tiempo de la contracción.

Con la excepción del punto VB30 en la nalga, la práctica de masajes profundos en estos puntos está prohibida durante el embarazo debido a las contracciones que pueden provocar estos puntos.

Estimulación de la vesícula biliar o punto VB30-Huantiao

La estimulación dolorosa del punto VB30 durante la contracción modula el dolor en todo el cuerpo, excepto en la zona estimulada.

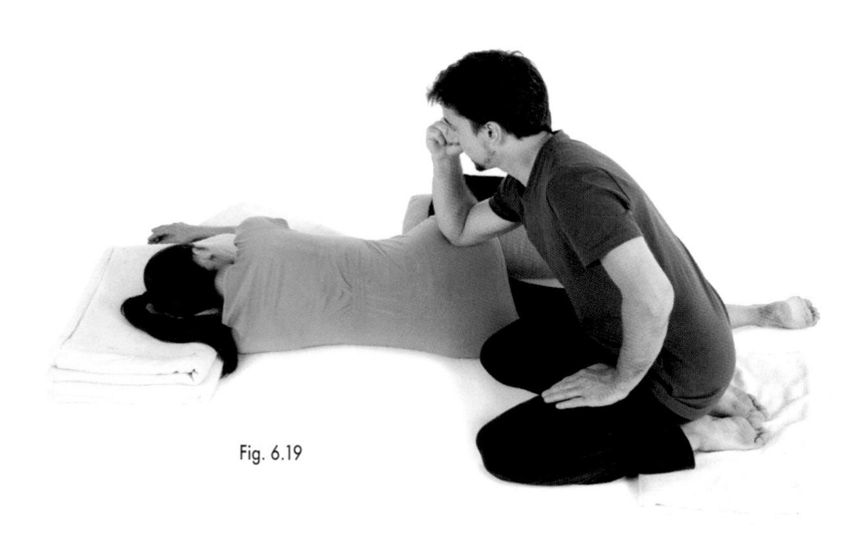

Fig. 6.19

La presión dolorosa se puede crear con un dedo o con el codo. **Durante las contracciones**, aplica una fuerte presión dolorosa que dure todo el periodo de la contracción.

Efecto benéfico

Alivia las tensiones de la parte inferior de la espalda y de las piernas.

Estimulación de la vejiga o puntos del V31 al V34

Los puntos del V31 al V34 están situados en el sacro y corresponden a los ocho agujeros de los que está compuesto este hueso. Estos puntos son la base de varios tratamientos de acupuntura en el parto debido a su acción sobre las contracciones. Sin embargo, a veces son difíciles de localizar.

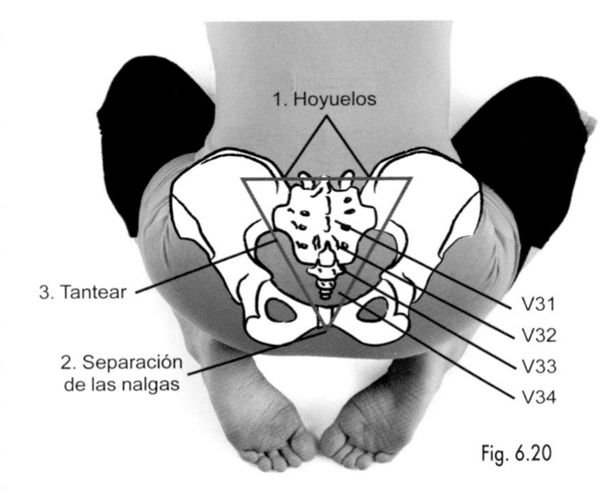

Fig. 6.20

Antes de proceder al masaje doloroso, es necesario identificar los puntos del V31 al V34. Para ello, dibuja un triángulo imaginario sobre el sacro para visualizar la zona donde estos dos puntos se encuentran. Así es como tienes que proceder para identificarlos:

1. Dibuja la línea superior del triángulo. Está a la misma altura que los dos hoyuelos situados en la parte inferior y a cada lado de la columna vertebral (*figura 6.20*).
2. Coloca un punto en donde se separan las nalgas. Esto corresponde a la punta del triángulo.

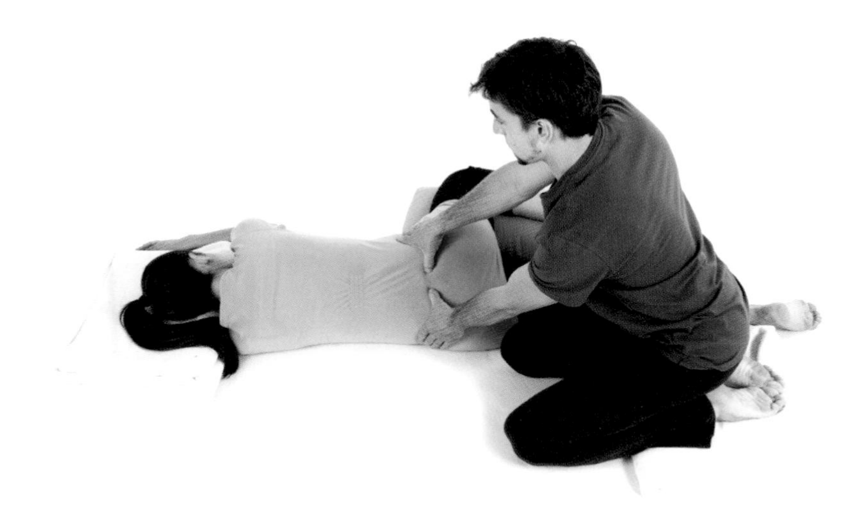

Fig. 6.21

3. Define la anchura del triángulo tanteando los lados del sacro. Dibuja las dos líneas que completan el triángulo.
4. En el interior del triángulo se encuentran los puntos del V31 al V34. Están situados uno debajo del otro y a la misma altura, a cada lado. Tienen la misma anchura que la columna vertebral.

Durante el embarazo, masajea solamente estos puntos con la palma de la mano, de manera no dolorosa, ya que pueden estimular las contracciones (*figura 6.21*).
Durante las contracciones, aplica una fuerte presión dolorosa que dure todo el periodo de la contracción.

Empieza por el V31 masajeando los dos lados a la vez y continúa con los puntos V32, V33 y V34.

Efectos benéficos

- Alivia los dolores de espalda durante las contracciones.
- Influye en las contracciones haciéndolas constantes y eficaces.

Estimulación del intestino grueso o punto GI4-Hegu

El punto GI4 se utiliza frecuentemente en los cursos de defensa personal. Es muy eficaz debido a su facilidad de acceso y al dolor que provoca.

1. Antes de proceder al masaje doloroso, tienes que identificar el punto GI4.
2. Para ello, bordea el índice partiendo desde la punta del dedo. Encontrarás un pequeño hueco cerca del punto de encuentro de los metacarpianos (*ilustración*

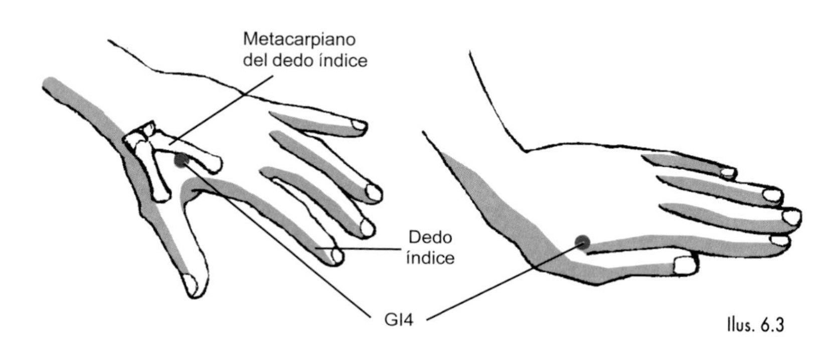

Ilus. 6.3

6.3). También puedes pellizcar, con los dedos pulgar e índice, el ángulo formado por el primer y segundo metacarpianos.

3. **Durante las contracciones,** aplica una presión firme y dolorosa.

Efecto benéfico

Junto con las otras zonas reflejas regulariza las contracciones.

Estimulación del hígado o punto F3-Taichong

El punto F3 es de fácil acceso durante toda la duración de las contracciones. Sin embargo, algunas mujeres no sienten una sensación fuerte con su estimulación. En este caso, opta por otros puntos.

1. Antes de proceder al masaje doloroso, es necesario identificar el punto F3. Para ello, desliza el índice entre el dedo gordo del pie y el segundo dedo del pie, hasta un hueco situado antes de la intersección de los metatarsianos. El punto F3 se localiza con más facilidad cuando el índice entra en gancho en este hueco y se apoya en el metatarsiano del dedo gordo del pie. No confundas el punto F3 con los puntos F1 y F2, situados a lo largo del dedo gordo del pie (*ilustración 6.4*). Cuando encuentres esta localización, tu pareja ha de tener los dos pies planos en el suelo.
2. **Durante las contracciones,** aplica una presión firme y dolorosa en el punto F3.

Efecto benéfico

Trabaja con las otras zonas reflejas para regularizar las contracciones.

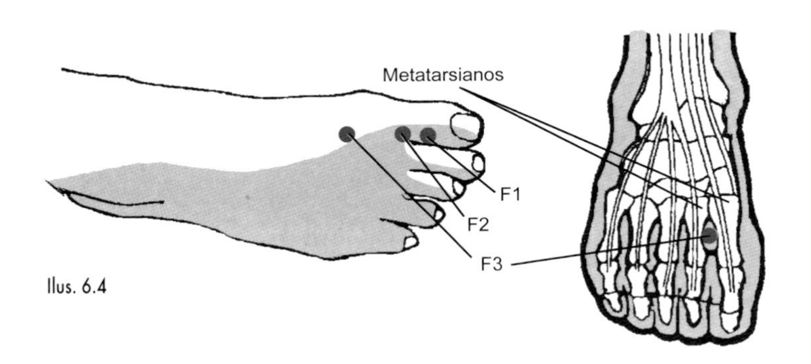

Ilus. 6.4

Estimulación del brazo o punto RP6-Sanyinjiao

El punto RP6 es muy conocido en la medicina china y en la literatura científica por su efecto de reducción del dolor. Es fácil de localizar y generalmente muy doloroso.

1. Antes de proceder al masaje doloroso, es necesario identificar el punto RP6. Para ello:
   - Localiza el maléolo interno del tobillo (en el interior de la pierna).
   - Localiza el punto prominente y central del maléolo interno.
   - Coloca los cuatro dedos al través, a partir del punto prominente del maléolo. El punto RP6 se encuentra en el interior y contra el hueso de la tibia (*ilustración 6.5*).
2. **Durante las contracciones,** aplica una presión firme y dolorosa.

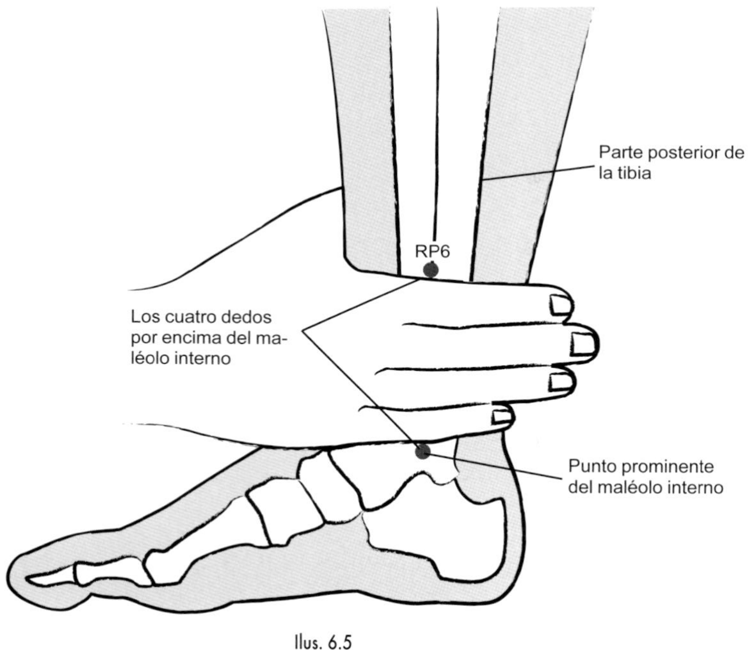

Ilus. 6.5

Efecto benéfico

Trabaja con las otras zonas reflejas para regularizar las contracciones y para reducir el dolor.[174]

Estimulación del dedo corazón o punto C7-Shenmen

El punto C7 a veces es difícil de localizar, ya que no siempre proporciona una sensación clara de entumecimiento. Para ayudarte, ten cuidado al localizar el hueso pisiforme y el tendón. Empieza con la mano izquierda, como en la ilustración 6.6.

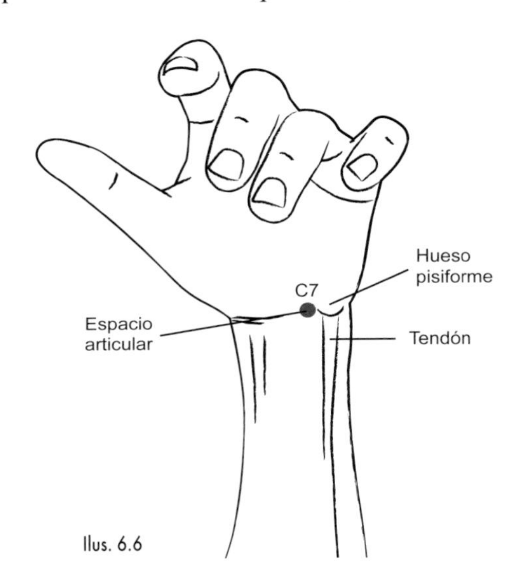

Ilus. 6.6

Antes de proceder al masaje doloroso, es necesario identificar el punto C7. Para ello:

1. Empieza con la mano izquierda flexionando ligeramente la muñeca para hacer salir el tendón.
2. Localiza el hueso pisiforme. El punto C7 se sitúa en el borde interno del pisiforme, contra el hueso. No lo confundas con otros puntos que se sitúan en esta zona.
3. **Durante las contracciones,** aplica una presión firme y dolorosa.

Efecto benéfico

Trabaja con las otras zonas reflejas para regularizar las contracciones.

EJERCICIO PRÁCTICO: RECIBIR UN MASAJE

Cuando sientas fatiga y tensiones en la parte inferior del cuerpo, pide que te hagan un masaje de manera suave y agradable en el sacro, el contorno de la cadera y el músculo de las nalgas.

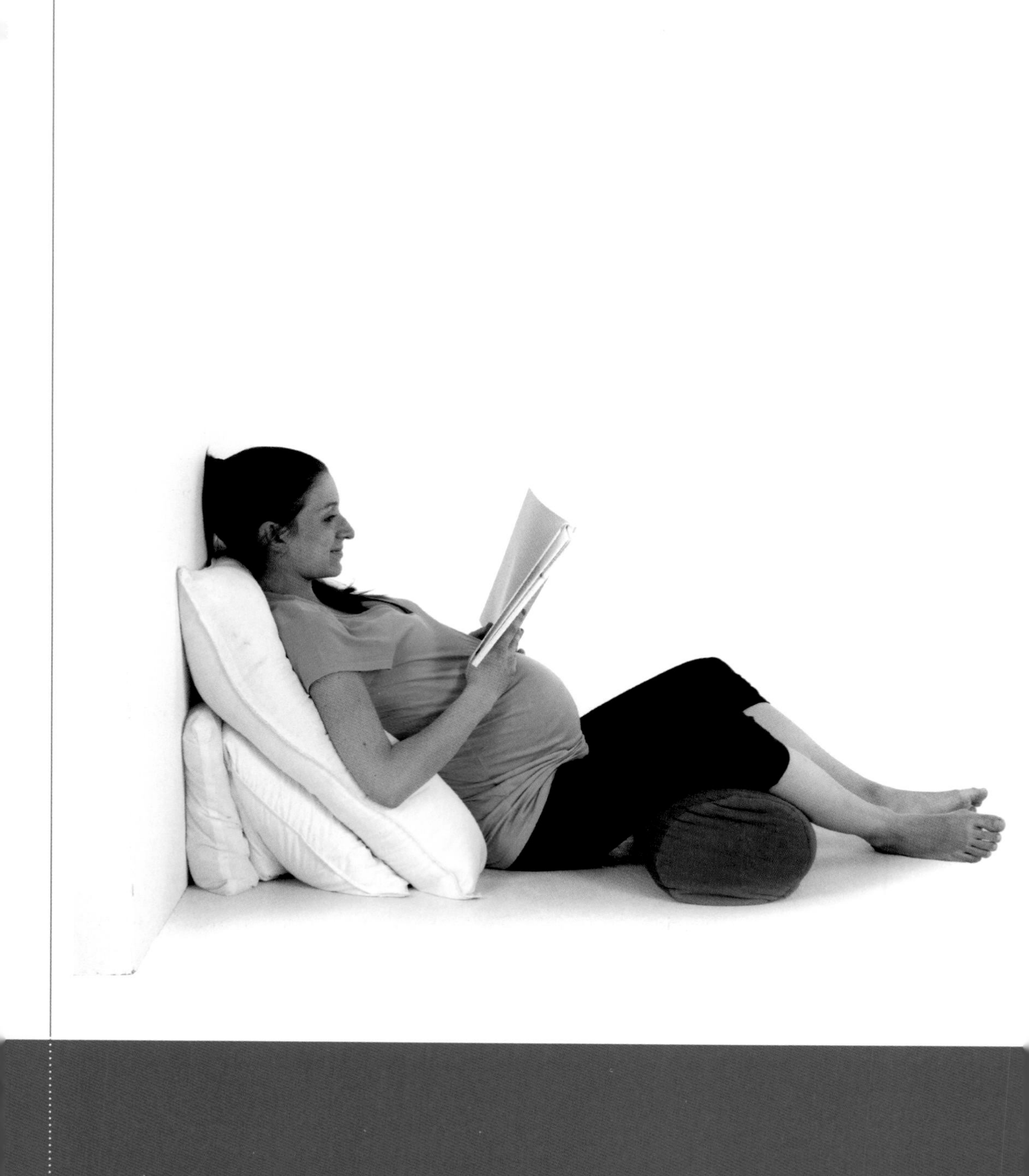

Capítulo 7

LA RELAJACIÓN

El estrés puede tener un efecto positivo y estimulante, pero si no se neutraliza con regularidad, nos agota y reduce nuestra calidad de vida de manera importante.

El descanso y la relajación son factores de salud en todo momento. Sin embargo, durante el embarazo y el parto, su importancia se incrementa, ya que previenen la fatiga, aseguran el bienestar físico y mental, neutralizan las tensiones del cuerpo y las sensaciones fuertes en el momento del parto y preparan para la práctica de la imaginería mental.

Resumen del capítulo 7: la relajación

OBJETIVOS	MEDIOS
Neutralizar el estrés, la fatiga y la incomodidad	◆ Práctica de la relajación
Preparar la imaginería mental (*capítulo 8*)	◆ Práctica de la relajación
Neutralizar el ciclo miedo-tensión-dolor Favorecer una actitud de tranquilidad y confianza Dejar pasar las sensaciones que aparecen y desaparecen	◆ Práctica de la relajación

Durante el parto, la función del acompañante es la de recordar a la mujer que se relaje y que se abandone a las sensaciones fuertes.

La función de la mujer consiste en relajarse y mantener la calma para neutralizar las fuentes de tensión.

NEUTRALIZAR EL MIEDO A TRAVÉS DE LA RELAJACIÓN

En 1930, el obstetra inglés Dick-Read fue un ferviente militante a favor del parto natural. Durante su práctica, observó que el miedo y la angustia creaban tensiones que, a su vez, acentuaban el dolor. Es el ciclo miedo-tensión-dolor.[175] Puedes atenuar los efectos de este círculo vicioso preparándote mentalmente y practicando las técnicas para modular las sensaciones fuertes. Mediante la repetición mental de actitudes positivas («Estoy bien y estoy tranquila»), podrás manejar tus sensaciones y conseguirás adaptarte a las eventualidades del parto.

La relajación desempeña una función clave en la vivencia del parto. Relajado, el cuerpo se revitaliza y proporciona un bienestar global. Además, gracias a la acción del tercer mecanismo, el control del sistema nervioso central por el pensamiento, la relajación permite condicionar el pensamiento y considerar la contracción como esencial para el desarrollo del parto. En el parto, la relajación inducida por la respiración se utiliza durante las contracciones para relajar la mandíbula, los abdominales, los abductores y los músculos del perineo. El aprendizaje de la relajación, con la ayuda de una grabación de audio, te ayudará a familiarizarte con las bases de los métodos de relajación activa y pasiva. Cuanto más practiques, mejores serán los resultados. Recuerda que las sensaciones aparecen y desaparecen.

Este capítulo te propone métodos y trucos para aprender a relajarte. Estos son algunos consejos que puedes aplicar, independientemente del lugar y el momento en que decidas relajarte:

- Practica la relajación con una luz tamizada, donde no haya ruidos, con ropa amplia y una temperatura agradable, para relajar mejor tus músculos.
- Crea tu relajación física eligiendo el enfoque que mejor te resulte. Si ya controlas un método de relajación eficaz, utilízalo.
- Prevé un periodo de relajación cada día.
- Si trabajas de acuerdo con un horario estructurado, aprovecha al máximo el tiempo de descanso (con pausas y la hora de la comida). Tómate igualmente un periodo de descanso entre el trabajo y cualquier otra obligación.
- Aprende a relajarte durante el embarazo y serás capaz de hacerlo bien en el momento del parto.

La tensión puede ser fuente de incomodidad y de retraso en la progresión del parto. El reposo y la relajación reducen la fatiga y te ayudan a responder mejor a las exigencias del parto.

ALGUNAS POSTURAS DE RELAJACIÓN

Puedes relajarte en cada una de las posturas descritas en los siguientes párrafos. Practica la relajación cada vez que estés en reposo.

Acostada sobre la espalda

Esta postura, especialmente cómoda al inicio del embarazo, puede, sin embargo, causar problemas en un estado avanzado, debido a la presión ejercida por el peso del bebé en la vena cava y la parte inferior de la espalda.

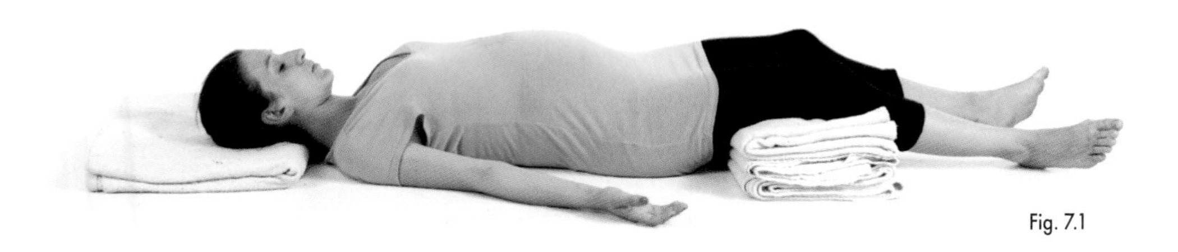

Fig. 7.1

1. Coloca un apoyo semirrígido debajo de las rodillas. Coloca una manta para la cabeza (la frente tendrá que estar ligeramente en pendiente descendiente hacia la barbilla).
2. Estírate rodando sobre el lado.
3. Ensancha las nalgas agarrando la piel bajo los isquiones (los huesos puntiagudos bajo las nalgas) y sacándolas hacia los lados para que la parte inferior de la espalda esté bien apoyada en el suelo (*figura 7.1*).
4. Libera los pies hacia fuera.
5. Libera el pecho sin que se hunda.
6. Libera las piernas sin moverte en la postura.
7. Los brazos están estirados en un ángulo de aproximadamente 60° con el pecho. Gira la parte superior de los brazos, los codos y las muñecas para que las palmas estén giradas hacia el techo y que las manos descansen sobre el centro de la mano.
8. Asegúrate de que es el centro del cráneo lo que está en contacto con el suelo.
9. Presta atención a la simetría de tu cuerpo. Deja que los párpados superiores desciendan sobre los párpados inferiores, relaja los globos oculares y libera toda la tensión acumulada alrededor de los ojos, las sienes y los labios.

Acostada sobre el vientre

Esta posición es relajante en la última etapa del embarazo y durante el parto.

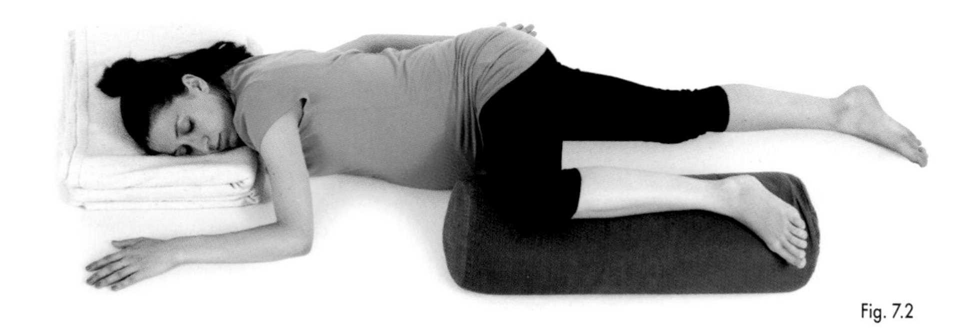

Fig. 7.2

- Acuéstate sobre el vientre, girándote ligeramente sobre tu lado preferido. Sin embargo, ten en cuenta que acostándote sobre el lado izquierdo favoreces una mejor circulación sanguínea.
- Extiende los brazos detrás de ti. Dóblalos ligeramente.
- Coloca la cabeza y una parte del pecho en el suelo.
- Para relajar la espalda y el abdomen, dobla ligeramente la pierna delante de ti apoyándola sobre un soporte (*figura 7.2*).

Acostada sobre el lado

Al igual que con la anterior, esta posición es relajante en la última etapa del embarazo y durante el parto.

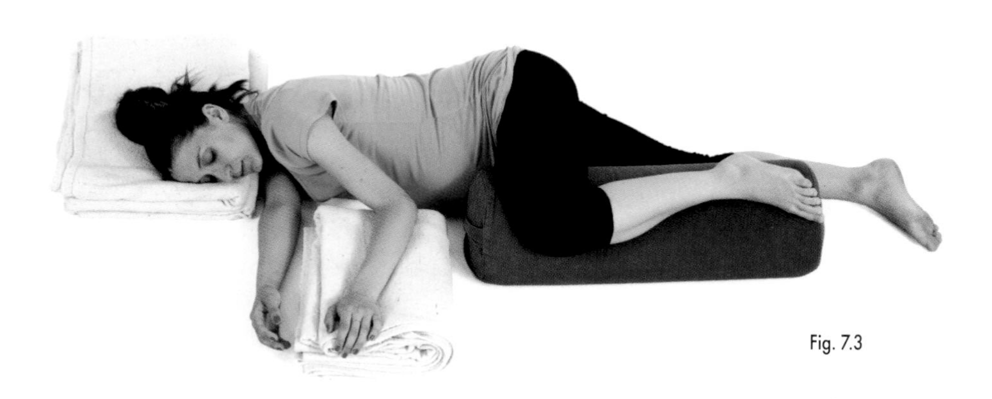

Fig. 7.3

- Acuéstate sobre tu lado preferido. De vez en cuando cambia de lado.
- Recuesta la cabeza sobre el apoyo.
- Dobla ligeramente la pierna delante de ti, apoyándola sobre un soporte (*figura 7.3*).
- Estira un brazo delante de ti. Descansa el otro en un soporte delante de ti.

LOS MÉTODOS DE RELAJACIÓN

Los investigadores han elaborado dos métodos sencillos para aprender a relajarse: la relajación muscular progresiva (activa) y la relajación autógena (pasiva). Practica el método que mejor te convenga, o combina los dos. Lo importante es saber que solo la práctica diaria puede llevar a controlar la relajación. Al principio, puede que tengas la impresión de perder el tiempo, tus pensamientos están agitados y experimentas impaciencia. A partir de que tu cuerpo se acostumbre a la relajación completa, que es muy diferente de lo que se considera como un estado relajado, te lo pedirá. A partir de entonces, el simple hecho de adoptar la postura de relajación será suficiente para crear una relajación rápida en todo el cuerpo.

EJERCICIO PRÁCTICO: EL MÉTODO ACTIVO Y EL MÉTODO PASIVO

Como la práctica es la mejor manera de aprender la relajación, te propongo a continuación dos ejercicios para realizar diariamente.

La relajación muscular progresiva (activa)

La relajación muscular progresiva es un método que conviene mucho a las personas que tienen dificultad para concentrarse. Se basa en la diferencia entre tensión y relajación.[176]

1. Adopta la postura de relajación que elijas (*figuras 7.1, 7.2 o 7.3*).
2. Cierra los ojos y presta atención a tu respiración durante unos instantes.
3. Continúa con el ejercicio de respiración del capítulo 4 (dos espirales de doce respiraciones con el ritmo 1-0-1-0).
4. La relajación muscular progresiva está compuesta por tres etapas. Contrae fuertemente un músculo y observa la tensión experimentada. A continuación, libera este músculo y presta atención a la diferencia entre las dos sensaciones: músculo contraído y músculo relajado.
5. Empieza contrayendo los pies. Apriétalos levantando los talones del suelo y llevando los dedos hacia las rodillas. Observa la sensación que este movimiento

proporciona: los músculos están tensos y rígidos y los pies tiemblan un poco. Siente la tensión en los pies. Mantén esta contracción unos segundos. Mientras aprietas los pies, relaja todas las demás partes de tu cuerpo.

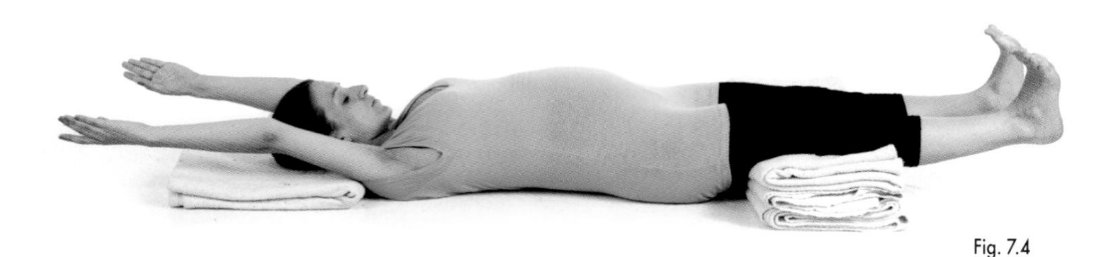

Fig. 7.4

6. Libera la tensión en los pies. Relájalos. La tensión desaparece. Observa hasta qué punto los pies parecen más pesados que cuando estaban tensos. Han perdido tensión.
7. Observa la diferencia de sensaciones entre los pies tensos y los pies relajados. ¿Te pican o están calientes? La tensión que sentías cuando el pie estaba tenso, ¿ha desaparecido cuando lo has relajado?
8. Continúa creando una tensión en cada gran grupo muscular. Progresa desde los pies hasta la cabeza o desde la cabeza hasta los pies tensando y relajando los músculos de las piernas, del abdomen y de la pelvis, de la espalda, de los brazos, de las manos y de la cara. La técnica de base no cambia: contrae el músculo, relaja la tensión, después comprueba la diferencia.
9. Otra variante consiste en contraer todas las partes a la vez (*figura 7.4*).

El trabajo en todos los grandes grupos musculares solo lleva unos minutos. Este ejercicio se puede practicar en posición sentada o acostada; pruébalo en un ambiente tranquilo y relajado, vestida con ropa amplia.

El siguiente ejercicio te ayudará a sentir los resultados de la relajación activa. Esta práctica te prepara para inducir la relajación en vistas al parto.

La relajación autógena (pasiva)

La relajación autógena impulsa la mente antes que el cuerpo. Por simple sugerencia, condicionarás tu cuerpo dictándole cómo tiene que sentirse. De esta manera obtienes una respuesta de relajación cada vez que te sientas tensa o estresada.[177]

1. Adopta una postura de relajación (*figuras 7.1, 7.2 o 7.3*).
2. Cierra los ojos y presta atención a tu respiración durante unos instantes.
3. Continúa con el ejercicio de respiración del capítulo 4 (dos espirales de doce respiraciones con el ritmo 1-0-1-0).
4. Repite sugerencias tranquilizantes, como «Estoy tranquila», «Estoy bien», etc.
5. Concéntrate en diferentes partes de tu cuerpo. Empieza por los pies y sube hasta la cabeza o viceversa. Repite mentalmente que la parte de tu cuerpo que deseas relajar es pesada y está caliente, por ejemplo: «Mi mano derecha es pesada y está caliente. Parece que cada vez es más pesada y más caliente». Repite tres veces cada afirmación. Haz lo mismo concentrándote en la mano izquierda, la pierna izquierda, etc., hasta que estés completamente relajada.
6. Para acabar el ejercicio, respira profundamente y estírate.
7. Abre los ojos, espira suavemente y observa cómo te sientes.
8. Anota en tu libreta lo que has vivido.

Esta técnica conviene mucho a las personas que se concentran con facilidad. Su aprendizaje lleva tiempo y sobre todo determinación. Empieza dos veces al día, diez minutos cada vez. Cuatro u ocho semanas más tarde, obtendrás un nuevo nivel de relajación satisfactorio en solo cinco minutos. A medida que progreses, verás que cada vez es más fácil relajarte cuando quieras. Mediante el perfeccionamiento de estas técnicas, podrás relajarte en cualquier lugar y en cualquier momento.

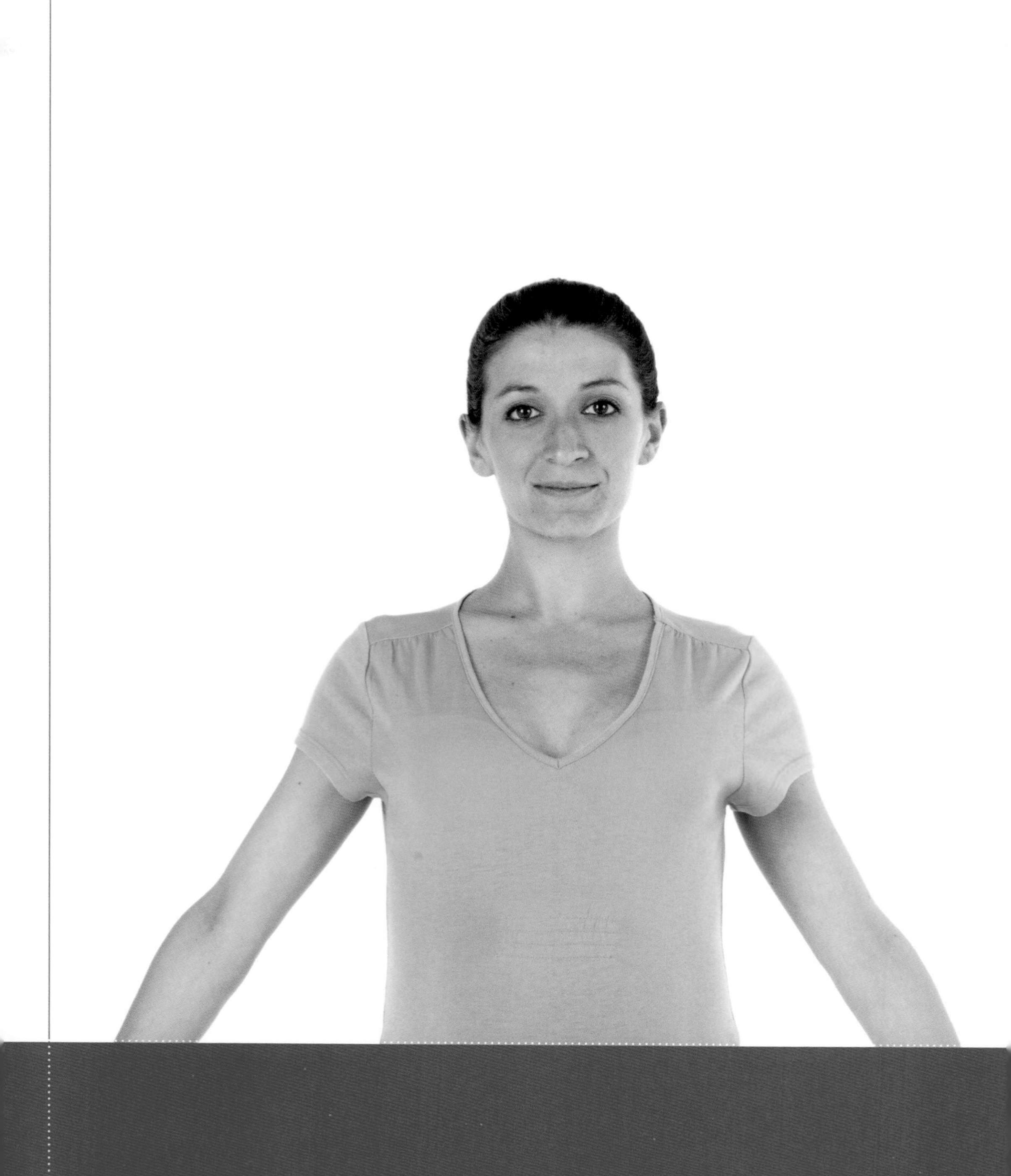

Capítulo 8

LA PREPARACIÓN PSICOLÓGICA

La preparación psicológica forma parte del control del sistema nervioso por la mente y el espíritu, uno de los métodos asociados al tercer mecanismo de modulación de las sensaciones fuertes del parto. Como ya sabes, este mecanismo se activa durante el parto y el alumbramiento por el apoyo continuo de una persona cariñosa, la respiración consciente, la relajación y la imaginería mental, así como, de manera global, por la cognición.

Por cognición, entendemos el significado que personalmente se le da a un acontecimiento como el parto y el alumbramiento (por ejemplo: «Dar a luz es natural, ya que las mujeres lo hacen desde la noche de los tiempos»), la manera en la que se percibe la seguridad relativa al acontecimiento (por ejemplo: «Dar a luz es arriesgado, ya que se pueden producir muchas complicaciones») o el modo en el que percibimos nuestras propias capacidades (por ejemplo: «Tengo todos los recursos necesarios para dar a luz» o «Los demás saben hacerlo mejor que yo»).

A lo largo de este libro, hemos tratado de demostrar que tu cuerpo constituye un recurso extraordinario para hacer crecer y dar a luz a tu hijo. Tomando conciencia de los diferentes capítulos, has estructurado tu pensamiento de manera que consideres que tienes todo lo que hace falta para conseguirlo: esto es la cognición positiva. En especial, has aprendido que algunas posturas de yoga te permiten desarrollar la fuerza y la flexibilidad necesarias para llevar a tu hijo y traerlo al mundo.

También has comprobado que un potente sistema hormonal presente en tu organismo tiene por objetivo hacer tu trabajo más fácil y seguro. Igualmente has comprendido que los mecanismos que permiten modificar las señales enviadas a tu cerebro modulan las sensaciones fuertes relacionadas con las contracciones. Por último, has descubierto que la respiración consciente, la emisión de sonidos y la capacidad de acoger las emociones fuertes relacionadas con el parto son todos recursos puestos a tu disposición para dar a luz de manera segura y satisfactoria.

Las investigaciones[178] han demostrado que algunas técnicas con vistas a controlar el sistema nervioso por el pensamiento y el espíritu reducen la frecuencia de las intervenciones obstétricas al tiempo que mejoran la salud del bebé y la satisfacción de la madre. Se puede suponer que si la madre está preparada psicológicamente para el embarazo y el parto, el miedo y la ansiedad serán menores. Esta actitud zen crea un entorno favorable para el nacimiento.

En los siguientes párrafos te propongo tres técnicas de preparación psicológica para ayudarte a crear tu zona zen durante el embarazo y el parto:

- La práctica de la actitud positiva y de la gratitud.
- La técnica de la liberación emocional.
- La imaginería mental.

Este capítulo te ayudará a integrar una actitud zen en tu vida diaria.

Resumen del capítulo 8: la preparación psicológica

OBJETIVOS	MEDIOS
Adoptar una actitud zen durante el embarazo y el parto Hacer frente a las sensaciones fuertes del parto	◆ Práctica de la actitud positiva y de la gratitud para reducir la ansiedad y el estrés ◆ Práctica de la técnica de la liberación para reconocer y aceptar las emociones negativas para transformarlas, a continuación, en emociones positivas ◆ Dirección de la atención por la imaginería mental
Condicionar los mensajes positivos en relación con las etapas que inspiran una cierta aprensión	◆ Práctica de la actitud positiva y de la gratitud ◆ Visionado de películas o discusiones con una persona fuerte y competente
Reconocer las emociones negativas	◆ Práctica de la técnica de liberación para soltar estas emociones
Desarrollar una visión sana del parto con el objetivo de prevenir las decepciones	◆ Formulación de objetivos realistas frente al parto y el alumbramiento (evitar los modelos rígidos que dejan poco lugar a los imprevistos) ◆ Visualización de múltiples escenarios con base en una actitud tranquila y de confianza

Si quieren prepararse psicológicamente para el nacimiento, el padre y la madre necesitan experimentar varias técnicas psicológicas para poder desarrollar su propia zona zen durante el embarazo y el parto. Ambos también tienen que crear las condiciones propicias para un parto satisfactorio y seguro sabiendo adaptarse a las eventualidades.

POSITIVISMO Y GRATITUD

Los pensamientos influyen en las emociones y las emociones influyen en el cuerpo. Una actitud positiva consiste en ver lo que está bien en lugar de lo que está mal y en reconocer lo bonito y lo bueno en cada situación. Los pensamientos creados de esta manera estimulan la secreción de endorfinas y de hormonas que generan bienestar y mejoran la salud. ¿La prueba? Piensa en un ser querido, en sus caricias y en su sonrisa. Tu corazón se abre y te sientes relajada y feliz. Por el contrario, piensa en un conflicto que tengas, y tu cuerpo se pone rígido.

La repetición de afirmaciones positivas y la expresión de gratitud son ejemplos de herramientas que pueden ayudarte a mantener una actitud positiva para crear tu espacio de bienestar.

Las afirmaciones positivas

Estos son algunos ejemplos de afirmaciones que debes repetir varias veces al día, en voz baja o alta, durante el embarazo y el parto:

- Tengo lo que hace falta para hacer crecer a mi hijo y hacerle nacer.
- Mi cuerpo y mi bebé saben trabajar juntos.
- Dar a luz es seguro para mi bebé y para mí.

Diseña las afirmaciones personales que te ayudarán a vivir un embarazo agradable y un parto satisfactorio. Formula tus afirmaciones en presente, en modo indicativo («Estoy...», «Me siento...», «Me veo...») y no en modo condicional («Querría...», «Me sentiría...», «Me vería...»), y dales una forma positiva («Estoy tranquila» en lugar de «No estoy estresada»).

La expresión de la gratitud

Para ayudarte a cultivar sensaciones positivas, practica el ejercicio siguiente de manera asidua entre quince y veinte minutos. te permitirá combinar varias herramientas presentes en este libro. Este ejercicio se centra en la gratitud, una virtud que abre el corazón y lleva directo a la zona zen.

1. Instálate cómodamente en una postura de relajación.

2. Canta en voz alta el sonido U para desarrollar tu capacidad respiratoria y relajar los diafragmas del perineo y de la respiración. También puedes cantarlos en voz baja o mentalmente.
3. Mientras cantas, presta atención a la zona situada entre las cejas, a unos centímetros al interior de la cavidad craneal, sin forzar los ojos.
4. Imagina una pantalla en la que ves los acontecimientos positivos y agradables de tu jornada.[179] Empieza con el momento presente y vuelve atrás hasta el momento de levantarte por la mañana.
5. Recuerda cada pequeña sensación, situación, emoción o pensamiento que haya sido agradable para ti: una sonrisa, un alimento que hayas comido, un pensamiento agradable, el calor de tu cuerpo, el bebé que se ha movido, una caricia, etc.

LA LIBERACIÓN EMOCIONAL PARA REDUCIR EL ESTRÉS

La técnica de liberación emocional[180, 181] consiste en reconocer las emociones negativas que se viven para objetivarlas y cuestionarlas con el fin de encontrar un mayor bienestar, la zona zen. Es importante reconocer las emociones negativas y ventilarlas, ya que de esta manera lo que se expresa no deja huellas en el cuerpo.

La técnica de liberación emocional es una forma de autotratamiento que tiene por objetivo reducir el estrés gracias a los circuitos energéticos del cuerpo y a un trabajo en las emociones. Por tanto, combina dos enfoques terapéuticos: los enfoques convencionales de psicoterapia con el objetivo de reestructurar la mente por la utilización de palabras e imágenes y la acupuntura (la medicina energética china). El objetivo es modificar un comportamiento determinando la manera en la que se quiere actuar frente a una situación.

Esta técnica se basa en el hecho de que las emociones negativas intensas o los acontecimientos negativos o traumáticos ponen el cuerpo en estado de alerta activando el sistema de respuesta al estrés. La liberación de las hormonas del estrés (adrenalina y cortisol, entre otras) prepara el cuerpo para huir o para hacer frente a las amenazas percibidas. Incluso cuando la situación es de menor importancia (retraso a una cita, sobrecarga de trabajo, entorno en desorden, ruido, etc.), las hormonas desencadenan una respuesta al estrés. Si no se neutraliza, el estrés cansa el cuerpo y la mente.

Esta técnica tiene por objetivo detener la activación del estrés por la emoción negativa y reprogramar la mente para que actúe de otra manera. En el parto, la reducción del estrés tendrá varios beneficios, en especial el de permitirte entrar en la burbuja hormonal que hace el parto fácil, eficaz y seguro.

La técnica consiste en ocho etapas muy sencillas que puedes poner en práctica cada vez que experimentes un sentimiento negativo intenso o cada vez que tengas un recuerdo doloroso. El autotratamiento solo lleva unos minutos y se puede practicar en cualquier momento; su objetivo es ayudarte a recuperar tu zona zen.[182]

1. Define la cuestión de importancia que quieres abordar (la situación que te molesta) y escribe una frase de recordatorio, por ejemplo: «El parto: tengo mucho miedo de vivir ese acontecimiento».
2. Evalúa la intensidad de tus sentimientos en una escala de 0 a 10, siendo 0 el nivel menos intenso y 10 el más intenso.
3. Elabora una afirmación inicial que empiece con: «Aunque...», y añade la emoción vivida (presente o pasada), la situación que te molesta (el contexto) y el desenlace (el resultado) que eliges vivir. Por ejemplo: «Aunque me sienta estresada y tenga miedo (emociones) de la idea de dar a luz (contexto), elijo tener confianza (desenlace deseado)».
4. Repite tres veces la afirmación inicial dando golpecitos con todos los dedos de la mano en el punto situado en el lado de la mano derecha o de la mano izquierda (*figura 8.1*). Este punto se conoce como el *karaté chop*.
5. Repite la cuestión de importancia dando golpecitos alternativamente en los otros ocho puntos de acupuntura, un lado a la vez o los dos lados simultáneamente (*figura 8.2*). A medida que vayas progresando, reemplazarás la cuestión de importancia por una descripción más precisa y detallada del

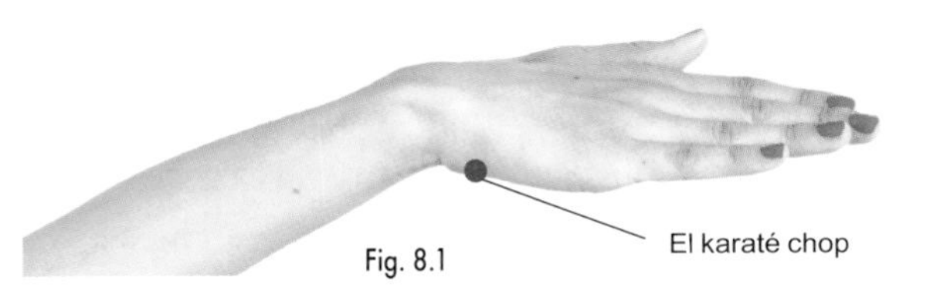

Fig. 8.1

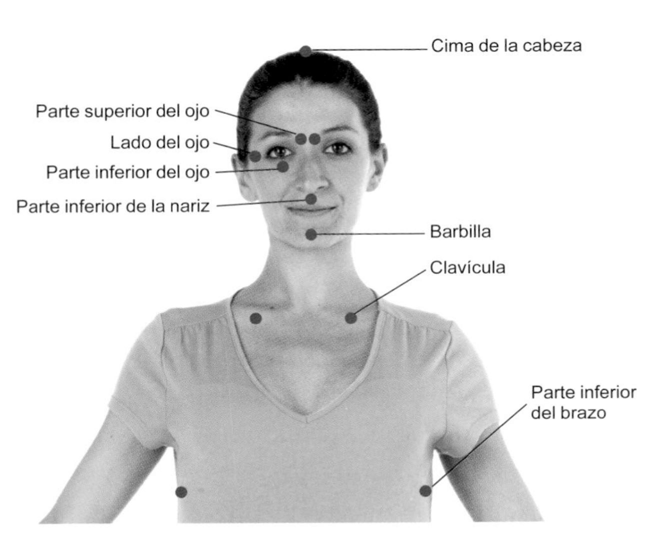

Fig. 8.2

contexto y del sentimiento que vives. Si salen a la superficie otras emociones, descríbelas. Continúa hasta que las emociones intensas se disipen. Por ejemplo: «El parto: siento mucho miedo de ese acontecimiento».

- **Encima del ojo:** «El parto: siento mucho miedo de ese acontecimiento».
- **Lado del ojo:** «Dar a luz es difícil y arriesgado».
- **Parte inferior del ojo:** «Temo por mi salud».
- **Debajo de la nariz:** «Tengo miedo por la salud de mi bebé».
- **Barbilla:** «No me siento a salvo».
- **Clavícula:** «No quiero sufrir».
- **Bajo el brazo:** «No tengo lo que hace falta para dar a luz de manera natural».
- **Cúspide de la cabeza:** «Antes, las mujeres eran más fuertes y robustas».
- **Encima del ojo:** «Se dejaban guiar por su instinto».
- **Lado del ojo:** «Dar a luz es simple, eficaz y seguro».
- **Parte inferior del ojo:** «Las mujeres siempre han sabido dar a luz».
- **Debajo de la nariz:** «Confiaban en su cuerpo, pues no tenían otra opción».
- **Barbilla:** «Estaban obligadas a fiarse de sus recursos interiores».
- **Clavícula:** «Se fiaban de sus recuerdos inscritos en su ADN».
- **Bajo el brazo:** «Toleraban el dolor».
- **Cima de la cabeza:** «Esas mujeres sabían, pero yo no».

6. Migra hacia afirmaciones positivas explorando aquellas de tus ideas negativas que son erróneas (por ejemplo: «No tengo lo que hace falta para dar a luz»), buscando tus necesidades reales (por ejemplo: «Necesito sentirme a salvo» o incluso «Necesito sentirme respetada») e identificando las posibles soluciones que podrían conducirte hacia el desenlace que has elegido en tu afirmación inicial. Si es necesario, alterna entre las afirmaciones negativas y positivas. Continúa con las afirmaciones positivas de exploración al tiempo que das golpecitos en los puntos de acupuntura.

- **Encima del ojo:** «¿Es posible que mi generación ya no sepa cómo hacerlo?».
- **Parte inferior del ojo:** «¿Es posible que estos recursos para vivir el parto ya no existan?».
- **Lado del ojo:** «¿Qué puedo hacer para dar a luz como mis ancestros?».
- **Debajo de la nariz:** «¿Cómo puedo transformar mis miedos en capacidad?».

- **Barbilla:** «Tengo lo que hace falta para dar a luz».
- **Clavícula:** «Tengo las habilidades necesarias para dar a luz».
- **Bajo el brazo:** «Dar a luz es algo natural».
- **Cima de la cabeza:** «Mi bebé y yo hacemos juntos el trabajo. Sabremos hacerlo».

7. Espira a fondo y respira profundamente.
8. Evalua la intensidad de tus sentimientos en la escala graduada de 0 a 10 y comparad tus resultados con la puntuación inicial.

¿Por qué las afirmaciones negativas? Cuando uno está habitado por miedos o por pensamientos parasitarios, un diálogo tiene lugar dentro de sí mismo. Esta discusión, ya sea en la cabeza o en voz alta, es percibida por el cuerpo como un estrés. La repetición de pensamientos negativos ancla aún más el problema. La estimulación de puntos energéticos al mismo tiempo que la repetición de afirmaciones positivas permite ventilar las emociones y redirigir la actividad neuronal en el cerebro.

A veces, el desenlace de la secuencia de dar golpecitos será hacer un gesto concreto (por ejemplo, afirmar la necesidad), mientras que otras situaciones exigirán un dejarse llevar (por ejemplo, tener confianza, estar zen). La clave del éxito reside en la práctica asidua. Si es necesario, no dudes en llamar a un profesional para que te guíe en esta técnica.

La próxima vez que vivas una emoción intensa o negativa o una situación de estrés, pon en práctica las diferentes etapas de la técnica de liberación emocional.

LA IMAGINERÍA MENTAL

Al igual que con las otras dos técnicas propuestas en este capítulo, la imaginería mental tiene la finalidad de ayudarte a identificar lo que necesitas para sentirte bien y crear tu zona zen. Es una técnica a la que todo el mundo ha recurrido en algún momento de la vida. Sin embargo, no siempre se utiliza de manera consciente ni de manera positiva.

Cuando preparas las maletas para un viaje, imaginas el lugar a donde vas, el tiempo y las actividades a las que te vas a dedicar. Deseas incluir en las maletas la ropa que será adecuada para tu estancia, eliges lo que es útil y dejas lo que no lo es. Por último, eliges llevarte lo que necesitarás para cada actividad, en función de las condiciones en las que estarás una vez visitado el lugar. El hecho de proyectarte de este modo en tu imaginación para identificar tus necesidades con respecto a la vestimenta equivale a practicar la imaginería mental.

La imaginería mental actúa de dos maneras diferentes:

- Te ayuda a dirigir conscientemente tu atención.
- Te permite acceder a mundos interiores.

La primera etapa de la práctica de la imaginería mental consiste en elegir una situación o un acontecimiento para los que deseas prepararte (por ejemplo, el parto). El ejercicio puede referirse a una situación en general (por ejemplo, todo el parto, de principio a fin) o a una parte muy precisa de una situación (por ejemplo, el principio del parto, la relajación del perineo o la expulsión del bebé).

Cuando practicas la imaginería mental, diriges conscientemente tu atención a lo que deseas trabajar. Para mantener tu atención en el tema de la imagen, visualiza los detalles: el aspecto visual del lugar (la sala, los muebles, las personas que te rodean, la luz), las sensaciones (el calor, la tranquilidad, el bienestar, la confianza, el amor, la paz), los olores y los gestos que haces tú y los demás (quién hace qué y cómo).

Imagina el escenario de manera positiva. Evita visualizar un escenario negativo describiéndolo con muchos detalles. En su lugar te repites: «Poco importa lo que se me presente, elijo mantenerme tranquila y confiada. Sé cómo hacer frente a todas las eventualidades».

La práctica desarrollará tu capacidad de tomar conciencia de tus pensamientos y redirigirlos si es necesario. De esta manera, si alguien te anuncia una mala noticia, no te aterrarás pensando en todas las consecuencias posibles e imaginables asociadas a este acontecimiento. Te concentrarás en el momento presente, en función de los datos que tienes. Dirigires tu pensamiento a lo que sabes y a los escenarios realistas-optimistas, lo que evitará la dramatización, que aumenta aún más el estrés.

Por ejemplo, se te dice, en la cita de la semana treinta y seis, que tu bebé viene de nalgas. No dejes que tus emociones y tus pensamientos irracionales te superen imaginando todo lo que podría ocurrir entre el momento presente y el parto. En su lugar, lleva tu atención a lo que sabes: el bebé viene de nalgas. Reconoce las emociones que vives, como el miedo y la inquietud. Utiliza la técnica de liberación emocional para ventilar las emociones y para migrar hacia un plan de acción. Mantente focalizada en lo que puedes hacer y en la parte que te corresponde, como la práctica de posturas para hacer que el bebé se dé la vuelta, solicitar una consulta con un acupuntor o un osteópata, etc. La práctica de la imaginería mental te ayudará a seguir el curso de tus pensamientos y a focalizarlos.

EJERCICIO PRÁCTICO: TU ESCENARIO DE PARTO

Para ayudarte a utilizar la imaginería mental, te presento un escenario de parto que podrás modificar y personalizar a tu manera. Las palabras clave son **tranquilidad** y **confianza**:

1. Instálate cómodamente en una postura de relajación.
2. Canta en voz alta el sonido U[183] para desarrollar tu capacidad respiratoria y relajar los diafragmas del perineo y de la respiración. Este sonido se puede cantar también en voz baja o mentalmente.
3. Al mismo tiempo que cantas, dirige tu atención a la zona situada entre las cejas, a unos centímetros en el interior de tu cavidad craneal, sin forzar los ojos.
4. Imagina una pantalla en la que visionas el escenario que describo más abajo.
5. Al final del ejercicio, anota lo que has visto y sentido. Repite el ejercicio prestando atención a todo el escenario o a algunas partes más precisas.

Mi pareja y yo estamos en casa, un domingo, todo está tranquilo. Mi embarazo ha terminado y nos sentimos bien. Desde hace dos días, tengo contracciones. Las aprecio, ya que me indican que mi cuerpo sabe cómo hacerlo. Las acepto con gratitud, las dejo llegar y marcharse. Estoy tranquila y confiada.

Me tomo el tiempo para disfrutar de estos últimos momentos de mi embarazo. Con mi pareja, me voy a dar un paseo. Me siento zen, realmente en mi zona. Tengo confianza en que dispongo de todo lo que hace falta para traer a mi hijo al mundo. No tengo ni idea de cómo se va a producir esto. Solo confío en que sé qué hacer en todo momento. Me siento segura. Estoy protegida y tranquila.

Mi pareja está emocionada. Está muy impaciente por ver al bebé y por poner en práctica lo que sabe. Me pregunta y me vigila. Lo tranquilizo diciéndole que sabré lo que hacer cuando llegue el momento. Lo invito a mantenerse zen conmigo y a confiar en nosotros.

El tiempo pasa y no cuenta. Permanezco a la escucha de mis sensaciones y en el momento presente. Las sensaciones se intensifican y las acojo. Le doy las gracias a mi cuerpo y a mi sabiduría por este trabajo que continúa haciendo su camino, una contracción a la vez. Estoy tranquila y siento amor por este bebé y por mi pareja. Cada apretón de mi útero me lleva más cerca de mi bebé, al que tengo muchas ganas de tener en mis brazos. Respiro su olor, su pequeñez, su delicadeza y su suavidad. Él también tiene ganas de nacer. Juntos, sabemos cómo hacerlo. Siento que mis hormonas circulan por él. Está tranquilo, confiado y seguro.

Los apretones en mi vientre son más insistentes y cada vez requieren más mi atención. Dejo de hablar, espiro profundamente, relajo la boca y las nalgas y dejo que la sensación aparezca y desaparezca. Las caricias de mi pareja, el piel con piel y sus besos profundos me ayudan a relajarme. Siento estas subidas de oxitocina y de amor y la intensificación de las contracciones. Estoy agradecida y tranquila. Gracias a mi cuerpo, que sabe lo que hacer.

Para mí, ahora está claro que me encuentro en el trabajo activo, ya que mis contracciones se intensifican, son más seguidas y más largas. Realmente requieren toda mi atención. Esto me conviene completamente, ya que sé que son estos apretones fuertes lo que permite a mi cuello madurar, borrarse y dilatarse. Mi pareja está tranquila y hace presión en mis puntos reflejos durante las contracciones. Siento una subida de endorfinas que me mecen y me permiten tomar distancia de mis sensaciones intensas. Estoy bien y tranquila.

(Ajusta el escenario según el lugar en el que vayas a dar a luz. Si prevés hacerlo en casa con la presencia de comadronas, imagina que la llamas y acuden. Si es en un hospital o en una maternidad, avisa por teléfono a quienes vayan a asistir del progreso del trabajo y de tu llegada inminente. Instálate cómodamente en tu habitación, en el lugar en el que continuarás viviendo el parto.)

Los apretones de mi útero continúan. Me muevo, hago sonidos, respiro y estoy tranquila. Confío en mi cuerpo, en mi bebé, en mi pareja y en todos lo que me acompañan en este viaje. Acojo cada una de las emociones que se presentan. Continúo hidratándome y comiendo, según lo que siento. Soy paciente, paciente y sigo siendo paciente. Todo el mundo a mi alrededor está muy dedicado y atento. Les doy las gracias interiormente.

No sé cuánto tiempo ha pasado, ni cuántos centímetros he dilatado. Estos factores no son importantes para mí. Me mantengo en el presente y vivo un apretón a la vez. Mantengo toda mi atención en mi respiración y espiro profundamente cantando el sonido U. Tengo confianza. Pienso en mi bebé, que se aprovecha de las endorfinas. Él también está acompañado y guiado. Se espera... viene. ¡Gracias, bebé!

Las sensaciones son fuertes. ¿Voy a conseguir superar esto? Qué pasa si... ¿Voy a morir? ¡Matadme! Es demasiado, ¡me desgarro y me rompo por dentro! ¿Ocurre algo? No es posible. Me siento desbordada, sobrepasada…

Acojo mis sensaciones, mis imperfecciones, ya que mi cuerpo es el jefe. Las hormonas del estrés actúan para facilitar la expulsión. ¡Ánimo, coraje! Continúo. Otras mujeres ya han pasado por esto, miles de generaciones antes que yo han sabido hacerlo. Me dejo llevar. Vivo mis sensaciones.

Mi actitud cambia, siento esta fuerza, la de la tigresa, la loba, la leona, de todas las hembras del mundo entero. Es esta fuerza indomable la que hace nacer a mi bebé, que siento con mis manos en la vulva. Está ahí, muy cerca. Quiere nacer para que estemos por fin juntos. Observo mi cuerpo, que lo empuja hacia la luz del día. Siento su cabeza y su cuerpo deslizarse. Está ahí, por fin, todo completo y caliente en mi cuerpo, piel con piel. Nos miramos, a los ojos, y cada vez me siento más enamorada de él. Está despierto, alerta, y nos bañamos en nuestra burbuja hormonal de endorfinas, oxitocina y prolactina. Es el inicio de nuestra codependencia, que nos hará bien a los dos. Cuanto más me toca, me acaricia y mama, más siento subir la oxitocina. Es el amor, incondicional y sin límites. Bienvenido, ¡mi bebé!

Las contracciones continúan para expulsar la placenta, ese órgano que le ha permitido desarrollarse. Gracias a la vida, a la sabiduría de mi cuerpo, a mi bebé, a mi pareja y a todos lo que me acompañan en este maravilloso viaje.

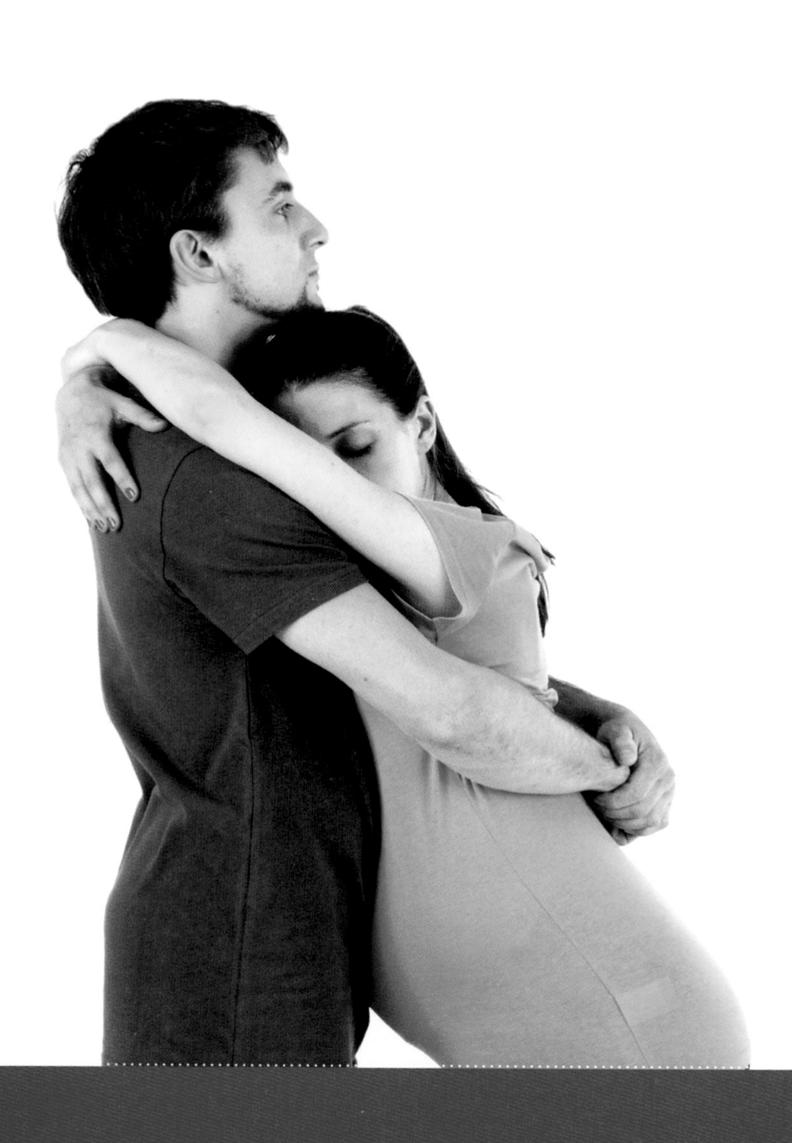

A MODO DE CONCLUSIÓN

El embarazo y el parto constituyen una etapa que prepara tu compromiso a largo plazo con tu hijo. Independientemente de lo que ocurra durante esta etapa, muestra confianza y tranquilidad: estas dos actitudes te permitirán mantener la sangre fría y adaptarte a las eventualidades del nacimiento.

Durante esta etapa, tu pareja vivirá una transición, ya que el nacimiento de la familia impone unos cambios y una adaptación. Cuida tu relación de pareja: es la base de la familia. Tomad el hábito de dedicaros tiempo. Por ejemplo, pasad los viernes por la noche sin niños y tomaos algunos días de vacaciones de vez en cuando para recargaros y reavivar el amor entre vosotros. Daos todas las oportunidades de vivir plenamente la experiencia de ser padres.

Después del nacimiento de tu hijo, tal vez experimentaréis la dificultad de adaptaros a los numerosos cambios que exige la vida familiar. No dudes en pedir ayuda. No seréis los primeros en sentiros a veces sobrepasados y aislados. Llamad a los miembros de tu familia, de tu entorno y de tu comunidad. Estas personas podrían ayudarte durante la transición.

Gracias a las técnicas que se te enseñan en este libro, sin duda habréis descubierto cómo es posible comprenderos mejor y ayudaros el uno al otro. Tendréis una preferencia hacia algunas de ellas (respiraciones, ejercicios, masajes, relajación e imaginería mental). Poco importa las que escojáis, lo importante es que podáis trabajar juntos para encontrar consuelo en los momentos difíciles. No olvides que las habilidades que has adquirido durante el embarazo y el parto ahora forman parte de ti y que te seguirán en todas las siguientes etapas de tu vida.

¡Deseo que vivas maravillosos momentos con tu hijo!

Anexo 1

CONTENIDO DE LAS MALETAS Y DE LA CANASTILLA DEL BEBÉ

Maleta de la madre

Prepara tu maleta por lo menos cuatro semanas antes de la fecha prevista para el parto con lo siguiente:

- Cepillo y pasta de dientes
- Peine y cepillo para el cabello
- Desodorante
- Jabón
- Discos absorbentes para los pechos
- Compresas
- Bragas (2)
- Sujetador (2)
- Pijamas ligeros, abiertos para amamantar
- Albornoz
- Calcetines (2)
- Pantuflas
- Lápiz o bolígrafo
- Ropa para salir del hospital (talla de aproximadamente el cuarto mes de embarazo)
- Tarjeta sanitaria
- Tarjeta del hospital
- Documentos del seguro hospitalario
- Número del seguro social

Maleta del bebé

- Camisón
- Pijama
- Gorro
- Camiseta
- Si es invierno, prever un conjunto de lana y un conjunto de invierno
- Manta pequeña para envolverlo
- Manta más grande para protegerlo del viento, incluso en verano
- Asiento para el coche para el bebé

Maleta de la pareja

El parto podría durar veinticuatro horas. Prevé todo lo necesario para tu comodidad y la de la mujer, así como lo necesario para comer.

- Calcetines (2)
- Camisetas ligeras de manga corta (2)
- Ropa interior de recambio

- Aceite esencial de lavanda, de jazmín o de salvia (el olor tiene que gustarle a la madre)
- Aceite o crema de masajes
- Alfombra para el suelo
- Objetos de madera para el masaje
- Bolsa para el hielo
- Bolsa de agua caliente
- Cojín mágico para calentar
- Rebozo (una tela grande o un pañuelo)
- Marcador para identificar las zonas de acupuntura
- Balón
- Velas falsas para crear una iluminación tamizada
- Alimentos fáciles de digerir: raíces vegetales cocidas (zanahorias, remolachas, chirivías, nabos), asados, frutas, frutos secos, miel, caldo, tés (infusión de manzanilla o de hinojo para las náuseas), agua de coco, bebidas energéticas ricas en electrolitos... Prever comidas calientes que no desprendan olores fuertes que puedan provocar náuseas.
- Chicles y enjuague bucal para tener buen aliento.

Canastilla del bebé

Ropa

- Camisetas de algodón de manga corta (6)
- Pijamas (talla de 0 a 3 meses) (1 o 2)
- Pijamas (talla de 3 a 6 meses) (de 4 a 6)
- Pañales de algodón (2 o 3 docenas)
- Bolsas de pañales desechables (2 o 3)
- Mantas pequeñas de franela (6)
- Babero
- Sábanas bajeras (3)
- Camisetas
- Gorro
- Patucos (talla de 6 meses) (2 o 3 pares)
- Manta caliente, preferiblemente de lana
- Bolsa de pañales
- Leche maternizada si el bebé no se amamanta

Neceser de baño

- Bañera (opcional)
- Toallas pequeñas de baño (4)
- Bastoncillos de algodón
- Algodón
- Alcohol
- Termómetro rectal
- Tijeras pequeñas de punta redonda
- Jabón suave
- Aceite no perfumado

Mobiliario

- Cuna segura con colchón firme
- Cambiador (opcional)

Anexo 2

RECETAS

Caldo fortificante para la mamá

Este caldo es excelente para calmar y aliviar el sistema nervioso.[184] Utiliza preferentemente alimentos biológicos.

2 tazas de boniato cortado en dados
1 taza de puerros cortados en trozos
1 taza de acelgas (de la familia de la remolacha) cortadas en láminas
1 taza de judías verdes cortadas en trozos
2 tazas de apio cortado en trozos
1 taza de zanahoria con hojas cortada en rodajas
1 taza de col rizada cortada en trozos
1 cebolla amarilla con piel cortada en rodajas
6 ramitas de perejil picado en trozos grandes
2 o 3 dientes de ajo enteros
¼ de taza de algas (kombu, dulse, nori o wakame)
5 cm de jengibre fresco cortado en tiras

Lava y corta las verduras. Mantén la piel cuando el producto sea biológico y esté bien lavado. Coloca todos los ingredientes en una olla grande y cubre con agua. Cocer a fuego lento de 3 a 5 horas. Añade sal marina o curry.

Infusión de hojas de frambuesa

Las hojas de frambuesa (salvaje o cultivada) se utilizan en infusión para aliviar la diarrea y las náuseas. La infusión tonifica el útero y los músculos del sistema digestivo al tiempo que evita los espasmos. Se utiliza durante las menstruaciones dolorosas y abundantes o para facilitar los partos.[185]

1. Haz una infusión con aproximadamente 50 hojas frescas de frambuesa o 4 cucharadas de té de hojas secas en un litro de agua hirviendo. Deja reposar 10 minutos. Bebe pequeños sorbos para apagar la sed.

2. Prepara cubitos de hielo para chupar durante el parto con una infusión de flores de hibisco u hojas de frambuesa.

Bebida energética con limón

Esta bebida es rica en vitaminas y minerales. Alivia las náuseas y da energía.

4 tazas de agua o agua de coco
1/3 de taza de miel no pasteurizada (en esta forma conserva el máximo de enzimas y de vitaminas)
De ¼ a ½ cucharada de café de sal de mar o de flor de sal (evita la sal de mesa comercial, que contiene un antiaglomerante y un estabilizante)
1 cucharada sopera de semillas de chía (ricas en proteínas, fibra, magnesio y calcio)
El zumo de 2 o 3 limones frescos

En un recipiente cerrado con una capacidad de un litro, vierte ½ taza de agua tibia a la que añades la miel, la sal y las semillas de chía. Mezcla para disolver y añade el resto del agua y el zumo de limón. Es normal que las semillas de chía estén gelatinosas después de haberse sumergido en el agua.

Anexo 3

LOS DERECHOS DE LA MUJER EMBARAZADA

Sean cuales sean las personas consultadas, puedes exigir informaciones claras y completas.

Tienes derecho a consultar la totalidad de tu expediente. EN CUALQUIER MOMENTO.

DERECHOS DE LAS MUJERES

Embarazo y parto

Desde que el mundo es mundo, el embarazo, el parto y el nacimiento de un niño constituyen acontecimientos normales y naturales. Sin embargo, se trata de un periodo de tu vida en el que tendrás que tomar muchas decisiones en cuanto a los tratamientos y a los cuidados que recibirás. Estas decisiones te vienen de pleno derecho. Los acontecimientos relacionados con el nacimiento merecen vivirse en armonía y tienes derecho a obtener el apoyo apropiado (información, acompañamiento, cuidados, etc.) para ayudarte a tomar las decisiones acertadas.

Durante tu embarazo tienes derecho...

- a ser informada de manera satisfactoria sobre el desarrollo de tu embarazo, el parto, el alumbramiento y la lactancia;
- a elegir el profesional que te seguirá durante tu embarazo, ya sea un médico o una comadrona, y a tener la posibilidad de cambiar de profesional, con independencia del momento de tu embarazo;
- a ser informada sobre los diferentes lugares de nacimiento (hospital, centro de maternidad, domicilio), sus características (rutinas, reglamentos, tasas y tipo de intervenciones) y visitarlos;
- a ser informada de los efectos indeseables de los medicamentos y las intervenciones sugeridas;
- a rechazar los medicamentos y los tratamientos que se te proponen;

- a obtener de tu profesional las informaciones sobre las alternativas a los medicamentos y a las intervenciones propuestos;
- a ser informada sobre la posibilidad de tener un parto vaginal aunque hayas tenido ya una cesárea;
- a solicitar, si es necesario, la opinión de un segundo profesional en relación con una cuestión que te preocupe.

Durante el parto y el alumbramiento tienes derecho...

- a vivir el parto y el nacimiento de tu bebé a tu ritmo y sin las intervenciones que no desees;
- a ser acompañada por las personas de tu elección durante toda la duración del parto y del alumbramiento;
- a rechazar ser examinada por estudiantes;
- a ser informada de los motivos y los efectos, para ti y tu bebé, de todas las intervenciones (activación, estimulación, fórceps, episiotomía, epidural, calmante, monitorización continua, suero, etc.) y de rechazar las que juzgues que no son pertinentes;
- a beber y comer todo el tiempo;
- a empujar y dar a luz en la posición que mejor te convenga;
- a limitar el número de personas durante el nacimiento de tu hijo (familiares y personal que te asista).

Si se te dice que es necesaria una cesárea, tienes derecho...

- a conocer las razones médicas para necesitar tal intervención y las posibles alternativas;
- a ser informada de los diferentes tipos de anestesias disponibles y de elegir la que te convenga;
- a ser acompañada por tu pareja o una persona significativa en todo momento.

Después del nacimiento de tu hijo, tienes derecho...

- a tener un contacto piel con piel con tu bebé desde el nacimiento y mantenerlo en los brazos el tiempo que quieras;
- a convivir con tu hijo todo el tiempo, sea cual sea el número de ocupantes de la habitación;
- a conocer las razones de los exámenes y de las intervenciones propuestas para tu hijo, rechazarlas o retrasarlas (gotas en los ojos, inyección de vitamina K, análisis sanguíneos, etc.);
- a solicitar que la persona significativa de tu elección pueda quedarse contigo tanto de día como de noche;
- a amamantar a tu bebé cuando lo solicites y a exigir que no se le dé ningún suplemento (agua, leche artificial);

- a tener a tu disposición un recurso adecuado para ayudarte a amamantar;
- a exigir que no se te moleste, según tus necesidades de reposo o de intimidad, por las rutinas del establecimiento;
- a rechazar los medicamentos propuestos si no los juzgas necesarios;
- a abandonar el centro de salud cuando lo desees, aunque el alta no haya sido firmada por un profesional;
- si tu bebé tiene que ser hospitalizado, a beneficiarte de todas las medidas para facilitar tu presencia constante cerca de él (condiciones mínimas durante tu estancia y continuación de la lactancia).

Para saber más (en Québec)

Association pour la santé publique du Québec. 514-528-5811:
www.aspq.org

Red comunitaria

Le Collectif «Les Accompagnantes» de Québec. 418-688-6039:
www.accompagnantes.qc.ca

Regroupement Naissance-Renaissance. 514-392-0308:
www.naissance-renaissance.qc.ca

Fédération du Québec pour le planning des naissances. 514-866-3721:
www.fqpn.qc.ca

Regroupement des groupes de femmes de la région de Québec (03) Portneuf-Québec-Charlevoix. 418-522-8854:
www.rgf-03.qc.ca

Comadronas

Regroupement Les sages-femmes du Québec. 514-738-8090:
www.rsfq.qc.ca

Ordre des sages-femmes du Québec. 514-286-1313:
www.osfq.org

Médicos

Association des omnipraticiens en périnatalité:
www.aopq.org

Collège des médecins du Québec. 514-933-4441 - 1-888-MEDECIN:
www.cmq.org

Centro de Salud y Servicios Sociales de Quebec

Info-Santé CLSC. 418-648-2626:
www.msss.gouv.qc.ca

GLOSARIO

Acupresión: terapia de origen chino que consiste en la aplicación de una presión firme en puntos cutáneos precisos.

Acupuntura: terapia de origen chino que consiste en la introducción superficial de agujas muy finas en puntos cutáneos precisos.

Analgesia: término general que designa la desaparición de la percepción dolorosa, independientemente de la técnica utilizada.

Anestesia epidural lumbar: método analgésico local, utilizado durante el parto o en una cesárea, cuyo objetivo es reducir las sensaciones dolorosas relacionadas con el nacimiento.

Autógena (relajación): que se engendra por uno mismo.

Centro de nacimiento: centro en el que se pueden desarrollar el parto y el alumbramiento.

Cesárea: intervención quirúrgica que consiste en una incisión en el útero de la mujer embarazada para extraer el feto y la placenta.

Componentes del dolor:

- **Cognitivo-comportamental:** manera en la que la persona expresa su experiencia con el dolor.
- **Motivo-afectivo (psicológico):** permite juzgar el aspecto desagradable (irritante) del dolor.
- **Nociceptivo:** lesión real o potencial.
- **Sensorial-discriminatorio (físico):** permite experimentar la intensidad y el umbral del dolor.

Contracción: estrechamiento y acortamiento de los músculos del útero durante el parto, lo que contribuye al descenso del feto.

Cuello del útero: parte inferior del útero que se abre en la vagina.

Desaparición del cuello: adelgazamiento y acortamiento del cuello del útero que se produce al final del embarazo y durante el parto.

Diástasis de los grandes rectos: separación entre los músculos grandes rectos que provocan una apertura de la pared abdominal. En la mujer, a veces aparece después de varios partos o después de un embarazo múltiple (gemelos).

Dolor: experiencia sensorial y emocional desagradable que resulta de una lesión real o potencial. El dolor es una experiencia subjetiva asociada a nuestra percepción de un acontecimiento e influenciada por nuestras experiencias pasadas.

Endorfina: sustancia presente en diversas estructuras del sistema nervioso central y dotada de una acción sedativa y analgésica potente.

Epidural: ver *Anestesia epidural lumbar*.

Episiotomía: sección quirúrgica del perineo destinada a agrandar el orificio vulvar y facilitar la salida del bebé.

Farmacológica (intervención): intervención que necesita la utilización de medicamentos.

Hipertensión: elevación de la tensión arterial en reposo.

Hiperventilación: respiración anormalmente profunda o rápida generalmente causada por la ansiedad. La hiperventilación provoca un nivel anormal de gas carbónico en la sangre.

Hormonas que trabajan:

- **Catecolamina:** hormona de la excitación y del estrés compuesta de adrenalina y noradrenalina.
- **Endorfina:** hormona del placer, de la dependencia, de la trascendencia y de la reducción del dolor.
- **Oxitocina:** hormona del amor, del acercamiento y del bienestar.
- **Prolactina:** hormona de la producción de leche materna y de la maternidad.

Imaginería mental: actividad de producción de imágenes mentales.

Meridiano: trayecto de circulación de la energía en el cuerpo utilizado en acupuntura y en acupresión. Los meridianos forman una red que conecta los diferentes elementos internos y externos del cuerpo y regulariza el funcionamiento del organismo entero.

Modulación del dolor: variación o cambio del dolor gracias a diferentes procedimientos físicos, psicológicos o farmacológicos.

Monitor fetal: grabación del electrocardiograma y de la frecuencia cardiaca del feto por un monitor electrónico que permite la detección de problemas y su posible corrección.

Occipito-anterior: posición del bebé en el vientre de la madre: la parte superior de la cabeza del bebé está dirigida hacia abajo, y su espalda estirada contra la parte delantera del vientre de la madre.

Occipito-posterior: posición del bebé en el vientre de la madre: la parte superior de la cabeza del bebé está dirigida hacia abajo, y su espalda estirada contra la espalda de la madre.

Parto fisiológico: parto que respeta las funciones propias del organismo.

Pérdida del tapón mucoso: signo precursor del parto. La pérdida del tapón mucoso está acompañada por el flujo de una pequeña cantidad de sangre que proviene de los capilares expuestos al cuello del útero.

Peridural: ver *Anestesia epidural lumbar*.

Perineo: triángulo de tejidos fibromusculares situado entre la vagina y el ano en la mujer, entre el escroto y el ano en los hombres.

Placenta: órgano que encierra el feto a la pared uterina y que permite los intercambios de gas carbónico y materias nutritivas.

Presentación de nalgas: presentación del bebé por las nalgas o los pies en lugar que por la cabeza en el momento del parto.

Relaxina: hormona secretada por el cuerpo lúteo que flexibiliza el hueso púbico.

Sedantes: producto farmacológico o no que mantiene a la persona despierta, pero relativamente calmada.

Suelo pélvico: conjunto de músculos que cubren el suelo de la pequeña pelvis.

Trabajo o labores del parto: proceso que permite la expulsión del bebé del útero.

Útero: órgano hueco y muscular en el que se implanta el óvulo fecundado y donde el feto en vías de desarrollo se nutre hasta el parto.

Vagina: tubo muscular-membranoso que conecta los órganos genitales externos al útero.

Visualización: percepción de una imagen creada por la voluntad como sensación visual objetiva.

Vulva: conjunto de órganos genitales externos de la mujer.

Zona refleja: zona cutánea cuya estimulación, aunque ligera, desencadena dolores locales y cercanos.

AGRADECIMIENTOS

De todo corazón, doy las gracias a Liette Mercier, de Éditions de l'Homme, que ha sabido, por sus consejos acertados, hacer este libro más preciso y exacto.

Gracias a mis compañeros de investigación por sus horas de reflexión y de discusión: doctor Guy-Paul Gagné, Nils Chaillet, Serge Marchand, doctora Christine Gagnon, Emmanuelle Hébert, Raymonde Gagnon, Malika Morisset Bonapace, doctora Kathy Bonapace, Lawrence Thériault, Sylvaine Suire, Verena Schmid, doctora Sarah Buckley, Louise Lettstrom- Hannant, Lise Bélanger e Isabelle Lavoie.

Gracias a mis profesores, Pierre Leblond, Donna Fornelli, Suzanne Dupuis-Dubois, Michel Guay, Jean Lévesque, Marie-Josée Colibeau, Dolorès Cayouette y Michelle Bouchard.

Por último, un gran agradecimiento a mis colaboradores, Christine Gervais, Joanne Steben, Yves Morisset, Jacques Charest, Pierrette Lapointe, Gérald Hétu, Jean Desbiens, a los de prácticas que formo en todo el mundo, a los formadores y, sobre todo, a los padres que me permiten acompañarlos en la preparación del nacimiento de sus hijos, les expreso toda mi gratitud y mi reconocimiento.

NOTAS

Notas del prólogo

1. Wente, A.S., y S.B. Crockenberg, «Transition to fatherhood: Lamaze preparation, adjustment difficulty and the husband-wife relationship», *Family Coordinator*, octubre de 1976, pp. 315-357.
2. Weaver, R.H., y M.S. Cranley, «An exploration of paternal-fetal attachment behavior», *Nursing Research*, 32, 2, 1983, pp. 68-72.
3. Markman, H. J., y F. S. Kadushin, «Preventive effects of Lamaze training for first-time parents: A short-term longitudinal study», *Journal of Consulting and Clinical Psychology*, 54, 6, 1986, pp. 872-874.

Notas del capítulo 1

4. Las posturas se han extraído de los siguientes libros: Iyengar, G.S., *Yoga: Joyau de la femme*, Éditions Buchet/Chastel, París, 1990, pp. 265 y siguientes; Iyengar, G.S., Keller, R., y K. Khattab, *Yoga for Motherhood: Safe Practice for Expectant & New Mothers*, Sterling Publishing Co., Nueva York, 2010.
5. Existen numerosos centros de yoga Iyengar por todo el mundo, en los que los formadores utilizan la metodología desarrollada por Iyengar. Si te es imposible encontrar un centro Iyengar, el yoga prenatal es otra excelente opción para motivaros y guiaros en tu práctica.
6. Chuntharapat, S., Petpichetchian, W., y U. Hatthakit, «Yoga during pregnancy: Effects on maternal comfort, labor pain and birth outcomes», *Complementary Therapies in Clinical Practice*, 14, 2, 2008, pp. 105-115.
7. Shamanthakamani, N., Raghuram, N., Vivek, N., Sulochana, G., y N. Hongasandra Rama, «Efficacy of Yoga on Pregnancy Outcome», *The Journal of Alternative and Complementary Medicine*, 11, 2, 2005, pp. 237-244.
8. Citado en Svenson, D., *Ashtanga Yoga: The practice manual*, Ashtanga Yoga Productions, Austin, Texas, 2008, p. 249.
9. Dumoulin, C., *Avant et après bébé: Exercices et conseils*, Éditions du CHU Sainte-Justine, Montreal, 2011, p. 92.
10. Rudnicki, M., Frölich, A., Rasmussen, W.F., y P. McNair, «The effect of magnesium on maternal blood pressure in pregnancy-induced hypertension: A randomized double-blind placeb-ocontrolled trial», *Acta Obstetricia et Gynecologica Scandinavica*, 70, 6, 1991, pp. 445-450.
11. Dahle, L.O., Berg, G., Hammar, M., Hurtig, M., y L. Larsson, «The effect of oral magnesium substitution on pregnancy-induced leg

cramps», *American Journal of Obstetrics and Gynecology*, julio de 1995, 173, n.º 1, pp. 175-180.

12. Makrides, M., y C.A. Crowther, «Magnesium supplementation in pregnancy», *Cochrane Database Systematic Review* 4, 2001.
13. Chenard, J.-R., Charest, J., y B. Lavignolle, *Lombalgie: Dix étapes sur les chemins de la guérison*, École interactionnelle du dos, Masson, París, 1991.
14. Miller, J.M., Ashton-Miller, J.A., y J.O.L. DeLancey, «A pelvic muscle precontraction can reduce cough-related urine loss in selected women with mild SUI», *Journal of the American Geriatric Society*, n. º 46, 1998, pp. 870-874.
15. Carrière, B., *The pelvic floor*, Georg Thieme Verlag, Stuttgard, 2006.
16. Este ejercicio ha sido desarrollado por la comadrona francesa Sylvaine Suire.
17. Beckmann, M.M., y O.M. Stock, «Antenatal perineal massage for reducing perineal trauma», *Cochrane Database of Systematic Reviews* 4, 2013, art. n.º CD005123. DOI: 10.1002/14651858.CD005123.pub3.
18. El metaanálisis de Beckmann citado anteriormente ha demostrado una reducción de las lesiones en el perineo incluso cuando el masaje se realiza dos veces al día a partir de la semana treinta y cinco.
19. Stremler, R., Hodnett, E., Petryshen, P., Stevens, B., Weston, J.,y A.R. Willan, «Randomized Controlled Trial of Hands-and- Knees Positioning for Occipitoposterior Position in Labor», *Birth*, 32, 2005, pp. 243-251.
20. Kenfack, B., Ateudjieu, B., Fouelifack Ymele, F., Tebeu, P.M., Dohbit, J.S., y R.E. Mbu, «Does the Advice to Assume the Knee-Chest Position at the 36th to 37th Weeks of Gestation Reduce the Incidence of Breech Presentation at Delivery?», *Clinics in Mother and Child Health*, 9, 2012.
21. Chenia, F., y C.A. Crowther, «Does advice to assume the knee-chest position reduce the incidence of breech presentation at delivery?: A randomized clinical trial», *Birth*, 14, 1987, pp. 75-78.

Notas del capítulo 2

22. Price, D.D., Harkins, S.W., y C. Baker, «Sensory-affective relationships among different types of clinical and experimental pain», *Pain*, 28, 1987, pp. 297-307.
23. Lindblom, U., Merskey, H., Mumford, J.-M., Nathan, P.W., Noordenbos, W., y S. Sunderland, «Pain terms: A current list with definitions and notes on usage», en H. Merskey, *Classification of chronic pain: description of chronic pain syndromes and definitions of pain terms*, Elsevier, Ámsterdam, 1986, pp. s215-s221.
24. Odent, M., «The fetus ejection reflex», *Birth*, 14, 2 1987, pp. 104-105.
25. Verera Scmid, en su libro *Birth Pain: Explaining Sensations, Exploring Possibilities* (2.ª ed.), 2011, presenta un enfoque lúcido sobre el papel del dolor en el parto.
26. Bonica, J., «Labour pain», en P. D. Wall y R. Melzack, *Textbook of pain*, Churchill Livingstone, Nueva York, 3, 1994, pp. 615-641.
27. Nettelbladt, P., Fagerström, C.F., y N. Uddenberg, «The significance of reported childbirth pain», *Journal of Psychosomatic Research*, 20, 1976, pp. 215-221.
28. Norr, K.L., Block, C.R., Charles, A., Meyering, S., y E. Meyer, «Explaining pain and enjoyment in childbirth», *Journal of Health and Social Behavior*, 18, 1977, pp. 260-275.
29. Lowe, N. K., «Explaining the pain of active labor: The importance of maternal confidence», *Research in Nursing & Health*, 12, 1989, pp. 237-245.
30. Lowe, N.K., «The nature of labor pain», *American Journal Obstetrics and Gynecology*, 186, 2002, p. 16-24.
31. La *doula*, o acompañante en el nacimiento, es una persona formada especialmente para apoyar a las mujeres y a sus parejas durante el parto y el alumbramiento. Ayuda a los padres a recurrir a las medidas de comodidad

no farmacológicas y puede apoyarles antes, durante y después del nacimiento.

32. Hodnett, E.D., Gates, S., Hofmeyr, G.J., Sakala, C., y J. Weston, «Continuous support for women during childbirth», *Cochrane Database of Systematic Reviews* 2, 2011.

33. Hodnett, E.D., «Pain and women's satisfaction with the experience of childbirth: A systematic review», *American Journal of Obstetrics & Gynecology*, 186, 5, Supl. Nature, 2002, pp. 160-172.

34. Leap, N., Dodwell, M., y M. Newburn, «Working with pain in labour: An overview of evidence», *New Digest*, 49, 2010, pp. 22-26.

35. Brownridge, P., «The nature and consequences of childbirth pain», *European Journal of Obstetrics & Gynecology and Reproductive Biology*, 59, supl., 1995, pp. S9-S15.

36. Alehagen, S., Wijma, B., Lundberg, U., y K. Wijma, «Fear, pain and stress hormones during childbirth», *Journal of Psychosomatic Obstetrics & Gynecology*, 26, 2005, pp. 153-165.

37. Mahomed, K., Gulmezoglu, A.M., Nikodem, V.C., Wolman, W.L., Chalmers, B.E., y G.J. Hofmeyr, «Labor experience, maternal mood and cortisol and catecholamine levels in low-risk primiparous women», *Journal of Psychosomatic Obstetrics & Gynecology*, 16, 4, 1995, pp. 181-186.

38. Lowe, Nancy K., «The nature of labor pain», *American Journal of Obstetrics and Gynecology*, 186, 5, 2002, pp. 16-24.

39. Marchand, S., *Le phénomène de la douleur*, 2.ª edición, Montreal, Chenelière Éducation, 2009, p. 378.

40. Price, D.D., Barrell, J.-J., y R.H. Gracely, «A psychophysical analysis of experimental factors that selectively influence the effective dimension of pain», *Pain*, 8, 1980, pp. 137-149.

41. Price, D.D., Harkins, S.W., y C. Baker, «Sensory-affective relationships among different types of clinical and experimental pain», *Pain*, 28, 1987, pp. 297-307.

42. Mediante escalas visuales analógicas graduadas de 0 a 100 que miden la intensidad y el aspecto desagradable, permitiendo comprender mejor la experiencia del dolor. En el parto, es preferible no evaluar el dolor, pero de vez en cuando, esta evaluación puede servir para tranquilizar a las personas que apoyan a la parturienta.

43. Marchand, S., *Le phénomène de la douleur*, 2.ª edición, Chenelière Éducation, 2009, p. 378.

44. Jones, L., Othman, M., Dowswell, T., Alfirevic, Z., Gates, S., Newburn, M., Jordan, S., Lavender, T., y J.P., Neilson, «Pain management for women in labour: An overview of systematic reviews», *Cochrane Database of Systematic Reviews* 3, 2012.

45. Melzack, R., y P. D. Wall, «Pain mechanisms: A new theory», *Science*, 150, 1965, pp. 971-979.

46. Ohlsson, G., Buchhave, P., Leandersson, U., Nordstrom, L., Rydhstrom, H., y I. Sjolin, «Warm tub bathing during labor: Maternal and neonatal effects», *Acta Obstetricia et Gynecologica Scandinavica*, 80, 2001, pp. 311-314.

47. Garland, D., *Revisiting Waterbirth: An Attitude to Care*, 3.ª ed., Palgrave Macmillan, Basingstoke, 2011.

48. Cluett, E. R., y E. Burns, «Immersion in water in labour and birth», *Cochrane Database of Systematic Reviews* 2, 2009.

49. Roberts, J., «Maternal position during the first stage of labour», en Chalmers, I., Enkin, M., y M.J.N.C. Keirse, *Effective care in pregnancy and childbirth*, Oxford University Press, 1989, pp. 883-892.

50. Roberts, J. E., Mendez-Bauer, C., y D.A. Wodell, «The effects of maternal position on uterine contractility and efficiency», *Birth*, 10, 4, 1983, pp. 243-249.

51. Lawrence, A., Lewis, L., Hofmeyr, G.J., Dowswell, T., y C.Styles, «Maternal positions and mobility during first stage labour», *Cochrane Database of Systematic Reviews* 2, 2009.

52. Gupta, J.K., Hofmeyr, G.J., y M. Shehmar, «Position in the second stage of labour for women without epidural anaesthesia», *Cochrane Database of Systematic Reviews* 5, 2012.

53. Kane, K., y A. Taub, «A history of local electrical analgesia», *Pain*, 1, 1975, pp. 125-138.

54. Tyler, E., Caldwell, C., y J. N. Ghia, «Transcutaneous electrical nerve stimulation: An alternative approach to the management of postoperative pain», *Anesthesia and analgesia*, 61, 5, 1982, pp. 449-456.

55. Le Bars, D., Dickenson, A. H., y J.-M. Besson, «Diffuse Noxious Inhibitory Controls (DNIC) I: Effects on dorsal horn convergent neurones in the rat», *Pain*, 6, 1979a, pp. 283-304.

56. Le Bars, D., Dickenson, A. H., y J.-M. Besson, «Diffuse Noxious Inhibitory Controls (DNIC) II: Lack of effect on non-convergent neurones, supraspinal involvement and theoretical implications », *Pain*, 6, 1979b, pp. 305-327.

57. Smith, C.A., Collins, C.T., Crowther, C.A., y K.M. Levett, «Acupuncture or acupressure for pain management in labour», *Cochrane Database of Systematic Reviews* 7, 2011.

58. Smith, C.A., Levett, K.M., Collins, C.T., y L. Jones, «Massage, reflexology and other manual methods for pain management in labour», *Cochrane Database of Systematic Reviews* 2, 2012.

59. Smith, C.A., Collins, C.T., Crowther, C.A., y K.M., Levett, «Acupuncture or acupressure for pain management in labour», *Cochrane Database of Systematic Reviews* 7, 2011.

60. Mårtensson, L., y G., Wallin, «Sterile water injections as treatment for low back pain during labour: A review», *Australian and New Zealand journal of obstetrics and gynaecology*, 48, 4, 2008, pp. 369-374.

61. Hodnett, E.D., Gates, S., Hofmeyr, G.J., Sakala, C., y J. Weston, «Continuous support for women during childbirth», *Cochrane Database of Systematic Reviews* 2, 2011.

62. Chuntharapat, S., Petpichetchian, W. y U. Hatthakit, «Yoga during pregnancy: Effects on maternal comfort, labor pain and birth outcomes», *Complementary Therapies in Clinical Practice*, 14, 2, 2008, pp. 105-115.

63. Shamanthakamani, N., Raghuram, N., Vivek, N., Sulochana, G.y N. Hongasandra Rama, «Efficacy of Yoga on Pregnancy Outcome», *The Journal of Alternative and Complementary Medicine*, 11, 2, 2005, pp. 237-244.

64. Smith, C.A., Levett, K.M., Collins, C.T. y C.A. Crowther, «Relaxation techniques for pain management in labour», *Cochrane Database of Systematic Reviews* 12, 2011.

65. Marchand, S. y P. Arsenault, «Odors modulate pain perception: A gender-specific effect», *Physiology & behavior*, 76, 2, 2002, pp. 251-256.

66. Chaillet, N. Belaid, L. Crochetière, C., Roy, L., Gagné, G-P., Moutquin, J-M., Rossignol, M., Dugas, M., Wassef, M., y J.Bonapace, «A Meta-Analysis of Non-Pharmacologic Approaches for Pain Management during Labor: Toward a Paradigm Shift?», 2013 (presentado para publicación).

67. Bonapace, J., Chaillet, N., Gaumond, I., Paul-Savoie, E., y S. Marchand, «Evaluation of the Bonapace Method: A specific educational intervention to reduce pain during childbirth», *Journal of Pain Research*, 2013, 6, pp. 653-661.

Notas del capítulo 3

68. Brabant, I., *Une naissance heureuse: Bien vivre sa grossesse et son accouchement*, 4.ª edición, Fides, 2013.

69. Buckley, S.J., «Undisturbed Birth: Mother Nature's hormonal blueprint for safety, ease and ecstasy», en *Gentle Birth, Gentle Mothering: A Doctors Guide to Natural Childbirth and Gentle Early Parenting Choices*, Celestial Arts, 2009.

70. Odent, M., *The function of the orgasms: The highways to transcendence*, Pinter and Martin Ltd, Londres, 2009.

71. Buckley, S.J., *Gentle Birth, Gentle Mothering: A Doctors Guide to Natural Childbirth and Gentle Early Parenting Choices*, Celestial Arts, 2009.

72. Matthiesen, A.S., A. B. Ransjo-Arvidson y otros, «Postpartum maternal oxytocin release by newborns: effects of infant hand massage and sucking», *Birth*, 28, 1, 2001, pp. 13-19.

73. Tyzio, R., Cossart, R., Khalilov, I., Minlebaev, M., Hübner, C. A., Represa, A. y R. Khazipov, «Maternal oxytocin triggers a transient inhibitory switch in GABA signaling in the fetal brain during delivery», *Science*, 314, 5806, 2006, pp. 1788-1792.

74. Odent, M., *The scientification of love*, Free Association Books, Londres, 2001.

75. Odent, M., *The function of the orgasms: The highways to transcendence*, Pinter and Martin Ltd, Londres, 2009.

76. Tyzio, R., Cossart, R., Khalilov, I., Minlebaev, M., Hübner, C. A., Represa, A. y R., Khazipov, «Maternal oxytocin triggers a transient inhibitory switch in GABA signaling in the fetal brain during delivery », *Science*, 314, 5806, 2006, pp. 1788-1792.

77. Zanardo, V., S. Nicolussi y otros, «Beta-endorphin concentrations in human milk», *Journal of Pediatric Gastroenterology and Nutrition*, 33, 2, 2001, pp. 160-164.

78. Rivier, C., W. Vale y otros, «Stimulation in vivo of the secretion of prolactin and growth hormone by beta-endorphin», *Endocrinology*, 100, 1, 1977, pp. 238-241.

   a. Browning, A. J., Butt, W.R., Lynch, S.S., Shakespear, R.A. y J.S. Crawford, «Maternal and cord plasma concentrations of beta-lipotrophin, beta-endorphin and gamma-lipotrophin at delivery; effect of analgesia», *British Journal of Obstetrics & Gynaecology*, 90, 11, 1983, pp. 1152-1156.

   b. Rivier, C., W. Vale y otros, «Stimulation in vivo of the secretion of prolactin and growth hormone by beta-endorphin», *Endocrinology*, 100, 1, 1977, pp. 238-241.

   c. Zanardo, V., S. Nicolussi y otros, «Beta-endorphin concentrations in human milk», *Journal of Pediatric Gastroenterology and Nutrition*, 33, 2, 2001, pp. 160-164.

79. Wiklund, I., Norman, M., Uvnäs-Moberg, K., Ransjö-Arvidson, A. B., y E. Andolf, «Epidural analgesia: Breast-feeding success and related factors», *Midwifery*, 25, 2, 2009, pp. 31-38.

80. Odent, M., *The fetus ejection reflex: The Nature of Birth and Breastfeeding*, Sydney, Ace Graphics, 1992, pp. 29-43.

81. Lagercrantz, H., y T.A. Slotkin, «The "stress" of being born», *Scientific American*, 254, 4, 1986, pp. 100-107.

82. Segal, S., Csavoy, A.N., y S. Datta, «The tocolytic effect of catecholamines in the gravid rat uterus», *Anesthesia & Analgesia*, 87, 4, 1998, pp. 864-869.

83. Uvnas-Moberg, K, «Physiological and psychological effects of oxytocin and prolactin in connection with motherhood with special reference to food intake and the endocrine system of the gut», *Acta Physiologica Scandinavica. Supplementum*, 583, 1989, pp. 41-48.

84. Brabant, I., *Une naissance heureuse: Bien vivre sa grossesse et son accouchement*, 4.ª edición, Fides, 2013.

85. Friedman, E. A., «Normal labor», en Emanuel A. Friedman, *Labor: Clinical evaluation and management*, Appleton-Century-Crofts, Nueva York, vol. 2, 1978, pp. 1-58.

86. Singata, M., Tranmer, J., y G.M.L. Gyte, «Restricting oral fluid and food intake during labour», *Cochrane Database of Systematic Reviews* 1, 2010.

87. Gaskin, I.M., *Spiritual Midwifery*, 4.ª edición, Book Publishing Company, 2002.

88. Odent, M., *The scientification of love*, Free Association Books, Londres, 2001.

89. Wieland Ladewig, P., London, M. L. y S. Brookens Olds, *Soins infirmiers: Maternité et néonatalogie, Éditions du Renouveau Pédagogique*, Saint-Laurent, 1992.

90. Brabant, I., *Une naissance heureuse: Bien vivre sa grossesse et son accouchement*, 4.ª edición, Fides, 2013.

91. Gaskin, I.M., *Spiritual Midwifery*, 4.ª edición, Book Publishing Company, 2002.

92. Hodnett, E.D., Gates, S., Hofmeyr, G.J., Sakala, C., y J. Weston, «Continuous support for women during childbirth», *Cochrane Database of Systematic Reviews* 2, 2011.

93. Newton, N., «The fetus ejection reflex revisited», *Birth*, 14, 2, 1987, pp. 106-108.

94. Odent, M., «The fetus ejection reflex», *Birth*, 14, 2, 1987, pp. 104-105.

95. Ferguson, J.K.W., «A study of the motility of the intact uterus at term», *Surgery, Gynecology & Obstetrics*, 63, 1941, pp. 359-366.

96. Blanks, A.M. y S. Thornton, «The role of oxytocin in parturition», *British Journal of Obstetrics and Gynaecology,* 110, 20, 2003, pp. 46-51.

97. Odent, M., «The fetus ejection reflex», *Birth*, 14, 2, 1987, pp. 104-105.

98. Newton, N., Peeler, D., y M. Newton, «Effect of disturbance on labor: Experiment using one hundred mice with dated pregnancies», *American Journal of Obstetrics and Gynecology*, 8, 1986, pp. 1096-1102.

99. Mercer, J.S., y DA. Erickson-Owens, «Rethinking placental transfusion and cord clamping issues», *Journal of Perinatal & Neonatal Nursing*, 26, 3, julio/septiembre de 2012, pp. 202-217.

100. Anim-Somuah, M., Smyth, R.M.D., y L. Jones, «Epidural versus non-epidural or no analgesia in labour», *Cochrane Database of Systematic Reviews* 12, 2011.

101. Lieberman, E., y C. O'Donoghue, «Unintiende effects of epidural analgesia during labor: a systematic review», *American Journal of Obstetrics and Gynecology*, 5, 186, Supplement Nature, 2002, pp. 31-68.

102. Carroll, T.G., Engelken, M., Mosier, M.C., y N. Nazir, «Epidural analgesia and severe perineal laceration in a community-based obstetric practice», *Journal of the American Board of Family Practice*, 16, 1, 2003, pp. 1-6.

103. Beilin, Y., y otros, «Effect of labor epidural analgesia with and without fentanyl on infant breast-feeding: a prospective, randomized, double-blind study», *Anesthesiology*, 103, 6, 2005, pp. 1211-1217.

104. Wiklund, I., Norman, M., Uvnäs-Moberg, K., Ransjö-Arvidson, A.B., y E. Andolf, «Epidural analgesia: Breast-feeding success and related factors», *Midwiferyy*, 25, 2, 2009, pp. 31-38.

105. Browning, A. J., Butt, W.R., Lynch, S.S., Shakespear, R.A. y J.S. Crawford, «Maternal and cord plasma concentrations of beta-lipotrophin, beta-endorphin and gamma-lipotrophin at delivery; effect of analgesia», *British Journal of Obstetrics & Gynaecology*, 90, 11, 1983, pp. 1152-1156.

106. Vadeboncoeur, H., *Une autre cé sarienne ou un AVAC? S'informer pour mieux décider*, 2.ª edición, Fides, Anjou, 2012.

107. Brabant, I., *Une naissance heureuse: Bien vivre sa grossesse et son accouchement*, 4.ª edición, Fides, 2013.

108. Buckley, S. J., *Gentle Birth, Gentle Mothering: A Doctors Guide to Natural Childbirth and Gentle Early Parenting Choices*, Celestial Arts, 2009.

109. Roberts, C. L., Torvaldsen, S., Cameron, C. A., y E. Olive, «Delayed versus early pushing in women with epidural analgesia: A systematic review and meta-analysis», *British Journal of Obstetrics and Gynaecology: An International Journal of Obstetrics & Gynaecology*, 111, 12, 2004, pp. 1333-1340.

110. Hodnett, E.D., «Pain and women's satisfaction with the experience of childbirth: A systematic review», *American Journal of Obstetrics and Gynecology*, 31, 186, 5 Supplement Nature, 2002, pp. 160-72.

111. Cronenwett, L.R., y L.L. Newmark, «Fathers' responses to childbirth», Nursing Research, 23, 3, 1974, pp. 210-217.

112. Block, C.R., Norr, K.L., Meyering, S., Norr, J.-L., y A.G. Charles, «Husband gatekeeping in childbirth», *Family Relations*, abril de 1981, pp. 197-204.

113. http://bonapace.com/docs/souhaitsdenaissance/sogc.

Notas del capítulo 4

114. Shamanthakamani, N., Raghuram, N., Vivek, N., Sulochana, G.,y N. Hongasandra Rama, «Efficacy of Yoga on Pregnancy Outcome», *The Journal of Alternative and Complementary Medicine*, 11, 2, 2005, pp. 237-244.

115. Cottrell, Elizabeth C., y Jonathan R. Seck, «Prenatal stress, glucocorticoids and the programming of adult disease», *Frontiers in Behavioral Neuroscience*, 3, 2009, pp. 1-9.

116. Peper, E., y M. MacHose, «Symptom prescription: Inducing anxiety by 70% exhalation», *Biofeedback and Self Regulation*, 18, 3, 1993, pp. 133-139.

117. El sonido BOA se atribuye a Elisa Benassi, psicofonetista y comadrona italiana, www.esserevoce.it.

Notas del capítulo 5

118. Roberts, J., «Maternal position during the first stage of labour», en Chalmers, I., Enkin, M., y M.J.N.C. Keirse, *Effective care in pregnancy and childbirth*, Oxford University Press, 1989, pp. 883-892.

119. Roberts, J.E., Mendez-Bauer, C., y D.A. Wodell, «The effects of maternal position on uterine contractility and efficiency», *Birth*, 10, 4,1983, pp. 243-249.

120. Lawrence, A., Lewis, L., Hofmeyr, G.J., Dowswell, T., y C.Styles, «Maternal positions and mobility during first stage labour», *Cochrane Database of Systematic Reviews* 2, 2009.

121. Gupta, J.K., Hofmeyr, G.J., y M. Shehmar, «Position in the second stage of labour for women without epidural anaesthesia», *Cochrane Database of Systematic Reviews* 5, 2012.

122. Lawrence, A., Lewis, L., Hofmeyr, G.J., Dowswell, T., y C. Styles «Maternal positions and mobility during first stage labour», *Cochrane Database of Systematic Reviews* 2, 2009.

123. Balaskas, J., *Active birth: the new approach to giving birth naturally*, The Harvard Common Press, Boston, 1992.

124. Simkin, P., *The birth partner: A complete guide to childbirth for dads, doulas, and all other labor companions*, The Harvard Common Press, Boston, 2008.

125. Calais-Germain, B., *Bouger en accouchant: Comment le bassin peut bouger lors de l'accouchement*, Éditions DésIris, 2009.

126. Simkin, P., y R. Ancheta, *The labor progress handbook: Early interventions to prevent and treat dystocia*, 3.ª edición, Wiley-Blackwell, Iowa, 2012.

127. Brabant, I., *Une naissance heureuse: Bien vivre sa grossesse et son accouchement*, 4.ª edición, Groupe Fides, 2013.

128. De Gasquet, B., *Bien-être et maternité: La grossesse, la naissance et après. Forme, détente, sérénité*, Éditions Albin Michel, 2009.

129. Engelmann, G., *Labor among primitive people*, 2.ª edición, J. H. Chambers & Co., St-Louis, 1884.

130. Gaskin, I. M., *Ina May's Guide to Childbirth*, Bantam Books, Nueva York, 2003.

131. Gaskin, I. M, *Spiritual Midwifery*, 4.ª edición, Book Publishing Company, Summertown, 2002.

132. Calais-Germain, B., *Bouger en accouchant: Comment le bassin peut bouger lors de l'accouchement*, Éditions DésIris, 2009.

133. El rebozo es un pañuelo grande que se utiliza para masajear y aliviar a las mujeres durante el embarazo y el parto. Esta técnica es originaria de América Latina. El rebozo sirve igualmente para transportar al bebé durante los tres primeros años de su vida.

134. Adaptado de Balaskas, J., *Active birth: the new approach to giving birth naturally*, The Harvard Common Press, Boston, 1992, p. 117.

135. Simkin, P., y R. Ancheta, *The labor progress handbook: Early interventions to prevent and treat dystocia*, 3.ª edición, Wiley-Blackwell, Iowa, 2012.

136. Gardosi, J., Hutson, N., y C. B. Lynch, «Randomised, Controlled trial of squatting in the second stage of labour», *Lancet*, 2, 1989, p. 74.
137. Gupta, J.K., Hofmeyr, G.J., y M. Shehmar, «Position in the second stage of labour for women without epidural anaesthesia», *Cochrane Database of Systematic Reviews* 5, 2012.
138. Calais-Germain, B., *Le périnée féminin et l'accouchement*, Éditions DésIris, Méolans-Revel, 1996.
139. El sitio web de la comadrona estadounidense Gail Tully permite realizar el aprendizaje de un buen número de movimientos para practicar y así favorecer una posición óptima del bebé en la pelvis durante el embarazo y en el momento del parto, www.spinningbabies.com.
140. Yildirim, G., y N. Kizilkaya Beji, «Effects of Pushing Techniques in Birth on Mother and Fetus: A Randomized Study», *Birth*, 35, 1, 2008, pp. 25-30.
141. Gupta, J.K., Hofmeyr, G.J., y M. Shehmar, «Position in the second stage of labour for women without epidural anaesthesia», *Cochrane Database of Systematic Reviews* 5, 2012.
142. McKay, S., y J. Roberts, «Maternal position during labor and birth: What have we learned!?», *International Childbirth Education Association*, 13, 2, 1989, pp. 19-30.
143. Roberts, J., y L. Hanson, «Best Practices in Second Stage Labor Care: Maternal Bearing Down and Positioning», Midwifery Womens Health, 52, 2007, pp. 238-245.
144. Roberts, J., «Alternative positions for childbirth, Part 2: Second stage labor», *Journal of Nurse-Midwifery*, 25, 5, 1980, pp. 13-19.
145. Roberts, J. E., Goldstein, S. A., Gruener, J.-S., Maggio, M., y C.Mendez-Bauer, «A descriptive analysis of involuntary bearing-down efforts during the expulsive phase of labour», *Journal of Obstetric, Gynecologic & Neonatal Nursing*, 16, 1987, pp. 48-55.
146. Sleep, J., Roberts, J., e I. Chalmers, «Care during the second stage of labour», en Chalmers, I., Enkin, M. y M.J.N.C. Keirse, *Effective care in pregnancy and childbirth*, Oxford University Press, 1989, pp. 1129-1136.
147. Engelmann, G., *Labor among primitive people*, 2.ª edición, J. H. Chambers & Co., St-Louis, 1884.
148. Gupta, J.K., Hofmeyr, G.J., y M. Shehmar, «Position in the second stage of labour for women without epidural anaesthesia», *Cochrane Database of Systematic Reviews* 5, 2012.
149. Beynon, C. L., «The normal second stage of labour: A plea for reform in its conduct», *Journal of Obstetrics & Gynaecology of the British Empire*, 64, 815, 1957, pp. 331-333.
150. Odent, M., «The foetus ejection reflex», *Birth*, 14, 2, 1987, pp. 104-105.
151. Blanks, A.M., y S. Thornton, «The role of oxytocin in parturition», *British Journal of Obstetrics and Gynaecology*, 110, 20, 2003, pp. 46-51.
152. Iyengar, G.S., Keller, R., y K. Khattab, *Yoga for Motherhood, Safe Practice for Expectant & New Mothers*, Sterling Publishing Co., Nueva York, 2010.
153. Roberts, J., Goldstein, S., Gruener, J., Magcio, M., y C.Mendez-Bauer, «A Descriptive Analysis of Involuntary Bearing-down Efforts During the Expulsive Phase of Labor», *Journal of Obstetric, Gynecologic, & Neonatal Nursing*, enero-febrero de 1987, pp. 48-55.
154. Aasheim, V., Nilsen, A.B.V., Lukasse, M., y L.M. Reinar, «Perineal techniques during the second stage of labour for reducing perineal trauma», *Cochrane Database of Systematic Reviews* 12, 2011.
155. Carroli, G., y L. Mignini, «Episiotomy for vaginal birth», *Cochrane Database of Systematic Reviews* 1, 2009.
156. Beckmann, M.M., y A.J. Garrett, «Antenatal perineal massage for reducing perineal trauma», *Cochrane Database of Systematic Reviews* 1, 2006.

157. Odent, M., «The foetus ejection reflex», *Birth*, 14, 2, 1987, pp. 104-105.
158. Newton, N., Foshee, D. y M. Newton, «Parturient mice: Effect of environment on labor», *Science*, 151, 1966, pp. 1560-61.
159. Hastings-Tolsma, M., Vincent, D., Emeis, C., y T. Francisco, «Getting through birth in one piece: Protecting the perineum», *American Journal of Maternal Child Nursing*, 32, 3, 2007, pp. 158-164.
160. Beynon, C. L., «The normal second stage of labour: A plea for reform in its conduct», *Journal of Obstetrics & Gynaecology of the British Empire*, 64, 815, 1957, pp. 331-333.
161. Prins, M., Boxem, J., Lucas, C., y E. Hutton, «Effect of spontaneous pushing versus Valsalva pushing in the second stage of labour on mother and fetus: a systematic review of randomised trials», *British Journal of Obstetrics and Gynaecology*, 2011, pp. 662-670.
162. Balaskas, Janet, *Active birth: The new approach to giving birth naturally*, The Harvard Common Press, Boston, 1992, pp. 191-192.
163. http://bonapace.com/films/larbreetlenid.
164. http://bonapace.com/films/naissanceorganique (solamente en inglés).
165. http://bonapace.com/films/lanaissancetellequonlaconnait (solamente en inglés).

Notas del capítulo 6

166. Guiraud-Sobral, A., *Manuel pratique d'acupuncture en obstétrique*, Éditions DésIris, 2012.
167. Auteroche, B., *Acupuncture en gynécologie et obstétrique*, Éditions Maloine, París, 1986.
168. Beal, M.W., «Acupuncture and related treatment modalities, Part II: Applications to antepartal and intrapartal care», *Journal of Nurse-Midwifery*, 37, 4, 1992, pp. 260-268.
169. Rempp, C., y A. Bigler, *La pratique de l'acupuncture*, Éditions La Tisserande, París, 1992.
170. Salagnac, B., *Naissance et acupuncture*, 3.ª edición, Éditions Maisonneuve, Montreal, 1998.
171. Lee, M.K., Chang, S.B., y D.H. Kang, «Effects of SP6 acupressure on labor pain and length of delivery time in women during labor», *Journal of Alternative & Complementary Medicine*, 10, 6, 2004, pp. 959-965.
172. Hjelmstedt, A., Shenoy, S.T., Stener-Victorin, E., Lekander, M., Bhat, M., Balakumaran, L., y U. Waldenström, «Acupressure to reduce labor pain: a randomized controlled trial», *Acta Obstetricia et Gynecologica Scandinavica*, 89, 11, 2010, pp. 1453-1459.
173. Borup, L., Wurlitzer, W., Hedegaard, M., Kesmodel, U.S., y L. Hvidman, «Acupuncture as pain relief during delivery: A randomized controlled trial», *Birth*, 36, 1, 2009, pp. 5-12.
174. Hjelmstedt, A., Shenoy, S.T., Stener-Victorin, E., Lekander, M., Bhat, M., Balakumaran, L., y U. Waldenström, «Acupressure to reduce labor pain: A randomized controlled trial», *Acta Obstetricia et Gynecologica Scandinavica*, 89, 11, 2010, pp. 1453-1459.

Notas del capítulo 7

175. Dick-Read, G.D., *Childbirth without fear: The principles and practice of natural childbirth*, Harper and Brothers, Nueva York, 1953.
176. Jacobson, E., *Progressive relaxation*, University of Chicago Press, 1968.
177. Schultz, J.H., *Le training autogène*, Presses Universitaires de France, 1968.

Notas del capítulo 8

178. Chaillet, N., Belaid, L., Crochetière, C., Roy, L., Gagné, G.-P., Moutquin, J.-M., Rossignol, M., Dugas, M., Wassef, M., y J. Bonapace, «A Meta-Analysis of Non-Pharmacologic Approaches for Pain Management during Labor: Toward a Paradigm Shift?», 2013 (presentado para publicación).

179. Klemp, H., *The spiritual exercises of Eck, Eckankar*, Minneapolis, 1993.
180. http://www.rogercallahan.com.
181. Feinstein, D., «Acupoint stimulation in treating psychological disorders: Evidence of efficacy», *Review of General Psychology*, 16, 4, 2012, p. 364.
182. Ortner, N., *The tapping solution: A revolutionary system for stress-free living*, Hay House Publishing, California, 2013.
183. http://www.eckankar-francais.org.

Notas del Anexo 2

184. Esta receta original ha sido creada por Nina Munthe-Lepage, educadora certificada en nutrición.
185. Le groupe Fleurbec, Plantes sauvages comestibles: *Guide d'identification Fleurbec*, Le groupe Fleurbec inc., 1981, p. 111.

ÍNDICE